Ulrike Gonder

POSITIVES
ÜBER FETTE UND ÖLE

Warum gute Fette und Öle so
wichtig für uns sind

INHALT

Gutes Fett? Ja, gutes Fett!   4

Fette und Öle: Ein Steckbrief   6
Wie Fette aufgebaut sind – und warum das wichtig ist   7
Wichtige Begriffe rund ums Fett   10

Fett und Körpergewicht   12
Macht Fett fett?   13
Was macht satt?   13
Was macht schlank?   16
Besser abnehmen mit mehr Fett!   16

Fett und Gesundheit   18
Fette und Herzinfarkt – ein heißes Thema   19
Kein Risiko durch (gesättigte) Fette   19
Fette beeinflussen den Cholesterinspiegel – auch positiv!   20
Gesättigte Fettsäuren und das Cholesterin   22
Ungesättigte Fettsäuren und das Cholesterin   23
Die Sache mit dem Omega   24
Mehr vom richtigen Fett – nicht nur fürs Herz   27
Fett fürs Hirn   27
Fett gegen Krebs   29

Schädliche Fette   30

Fettqualitäten   32
Ein gutes Öl ist mehr als Fett   32

Zusammenfassung 35

Einige wichtige Öle 36

Leinöl 36
Arganöl 38
Kürbiskernöl 40
Macadamianussöl 42
Mohnöl 44
Olivenöl 46
Sesamöl 48
Sonnenblumenöl 50
Schwarzkümmelöl 52
Rotes Palmöl 54
Walnussöl 56

Anhang 58

Quellen 58

GUTES FETT? JA, GUTES FETT!

Kaum ein Bestandteil unserer Nahrung wurde in den letzten Jahrzehnten so diskriminiert wie das Fett. Dabei ist Fett lebensnotwendig – ohne Fett würde unser Körper gar nicht funktionieren. Dennoch wird immer wieder pauschal empfohlen, vor allem beim Fett zu sparen: Wir sollen magere Milchprodukte, fettarmen Käse und Schinken ohne Fettrand bevorzugen und mit Nüssen, vor allem jedoch mit Ölen, Streich- und Kochfetten sparsam umgehen.

Hinter diesen wohlfeilen »Tipps für die gesunde Ernährung« steht die Überzeugung, dass Fett aufgrund seines hohen Kaloriengehaltes auch besonders leicht dick mache und dass vor allem jene Fette, die als gesättigte bezeichnet werden, die Blutgefäße verstopfen und so Herz und Hirn schaden würden. Beides mag auf den ersten Blick plausibel klingen – es ist aber falsch und wissenschaftlich widerlegt.

Weil das so ist und weil die Fette so wichtig für unsere Gesundheit sind, möchte ich sie Ihnen ein wenig näher vorstellen. Lernen Sie gute Fette und Öle schätzen, lernen Sie, gute von schlechten Fetten zu unterscheiden und freuen Sie sich auf neue Geschmackserlebnisse: Denn es ist das Quäntchen Fett, das viele Speisen erst so richtig gut schmecken lässt.

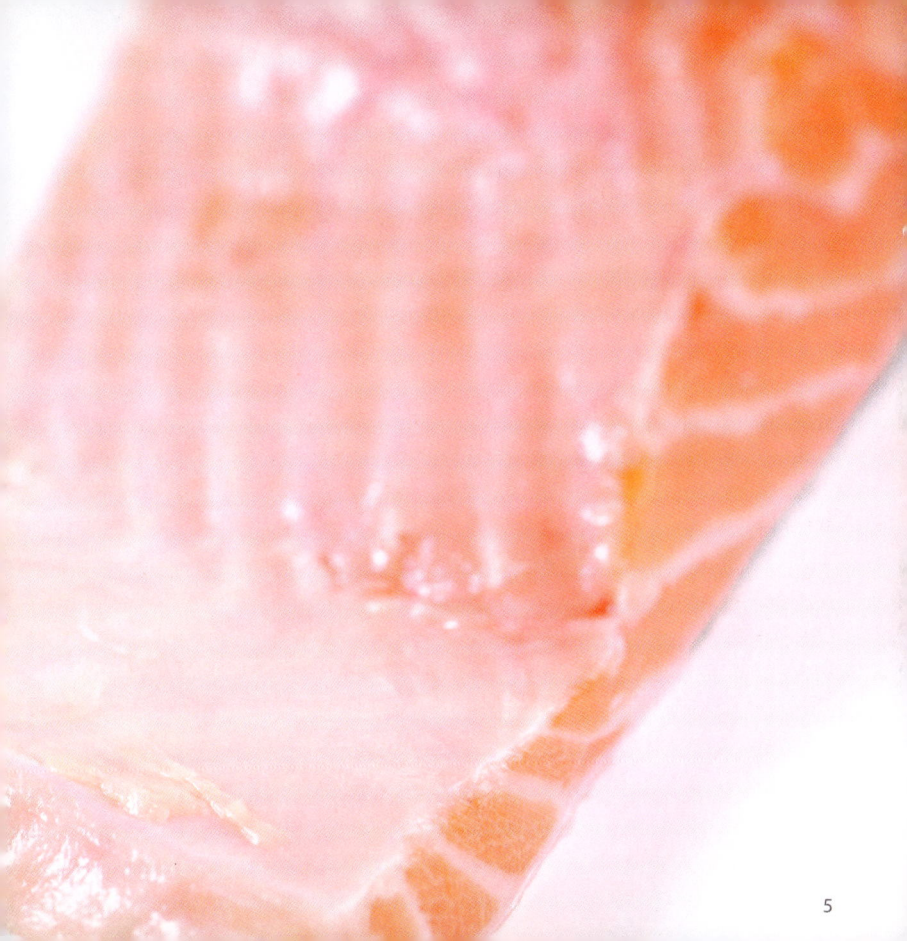

FETTE UND ÖLE: EIN STECKBRIEF

Wer figurkonstant und sorgenfrei Butter genießt, wer seine Ölflaschen in freudiger Erwartung auf ein köstliches Essen öffnet und wem beim Stichwort »ungesättigt« bestenfalls der Magen knurrt, ist vielen seiner Zeitgenossen weit voraus. Denn die Furcht vor dem Fett vergällt vielen Menschen den Essgenuss. Bei Stichworten wie »gesättigte Fette«, »Vollfettstufe« oder »marmoriert« zucken sie förmlich zusammen. Doch die pauschale Sorge vor dem Fett in unserem Essen ist unbegründet.

Bevor ich Ihnen erläutere, warum Sie sich dem Thema Fett ganz entspannt nähern können, sollten Sie wissen, wie Fette aufgebaut sind und die wichtigsten Begriffe wie »gesättigt«, »ungesättigt«, »trans« und »Omega« kennenlernen. Sie finden sich heute in jedem Zeitungsartikel über gesunde Ernährung, doch kaum jemand weiß, was sie bedeuten und was sie mit unserer Gesundheit zu tun haben.

Wie Fette aufgebaut sind – und warum das wichtig ist

Was Fette sind, weiß jedes Kind: Fette sind die Erzeuger von Fettflecken! Sie sind leichter als Wasser und mischen sich nicht gern mit ihm, weshalb die Fettaugen oben auf der Suppe schwimmen.

Zwei Komponenten machen das Fett

Fette bestehen aus zwei Bausteinen: aus dem als »Frostschutzmittel« bekannten Glyzerin sowie verschiedenen Fettsäuren. Weil an jedem Glyzerin in der Regel drei Fettsäuren hängen, kann man sich die Fette als eine Ansammlung großer »E« vorstellen: Das Glyzerin bildet das Rückgrat und die Fettsäuren die waagerechten Linien. Diese Grundstruktur ist allen Fetten gemein – völlig gleichgültig, ob es sich um ein tierisches oder pflanzliches Fett handelt, um Butter, Kokosfett, Talg, Schmalz oder Öl.

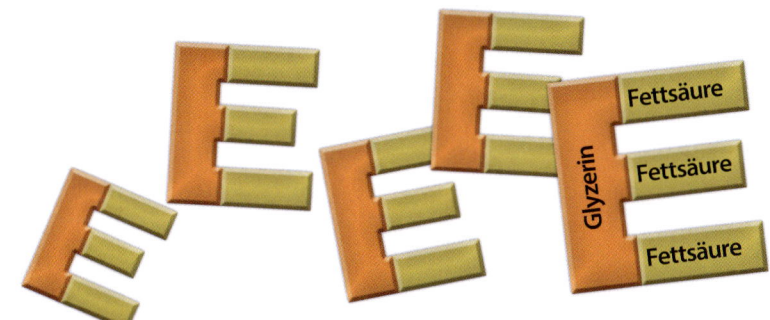

Auch die Fette in unserem Körper sind so aufgebaut, es sind dieselben Stoffe wie die Fette, die wir essen. Welche Funktionen ein Fett ausübt, wie haltbar es ist, wie schnell es ranzig wird und welche Auswirkungen es auf die Gesundheit oder den Cholesterinspiegel hat, darüber »entscheiden« die Fettsäuren (denn das Glyzerin ist ja stets dasselbe).

Fettsäuren können unterschiedlich lang und entweder gesättigt oder ungesättigt sein. Natürliche Fette sind immer eine Mischung aus verschieden langen, gesättigten und ungesättigten Fettsäuren. Das ist wichtig zu wissen, weil oft behauptet wird, tierische Fette seien immer gesättigt und daher ungesund. Das ist falsch.

- **Gesättigte Fettsäuren** machen ein Fett nicht nur fester, sondern auch unempfindlicher gegenüber Hitze, Licht und Luft. Deswegen sind Fette mit einem hohen Anteil an gesättigten Fetten – wie zum Beispiel Kokosfett oder Butterschmalz – sehr gut und lange haltbar. Der Körper nutzt gesättigte Fette in erster Linie zur Energieversorgung und als Depotfett, manche gesättigten Fettsäuren haben jedoch auch speziellere Aufgaben.

- **Ungesättigte Fettsäuren** machen ein Fett weicher und flüssiger, aber auch empfindlicher, das heißt, es wird schneller ranzig. Daher dürfen naturbelassene Öle, die sehr viele empfindliche ungesättigte Fettsäuren enthalten – wie zum Beispiel Lein-, Hanf- oder Sonnenblumenöl – nicht erhitzt werden und man sollte sie rasch verbrauchen. Im Körper üben die ungesättigten Fettsäuren Steuerungs-, Kommunikations- und Regulationsfunktionen aus, sie werden in hormonähnliche Wirkstoffe umgewandelt, in Zellwände eingebaut oder ebenfalls zur Energiegewinnung »verbrannt«.

Auch die körpereigenen ungesättigten Fettsäuren sind empfindlich gegenüber Sauerstoff und müssen vor dem Ranzigwerden geschützt werden. Dazu dient unter anderem das fettlösliche Vitamin E.

Je flüssiger ein naturbelassenes Fett bei Zimmertemperatur ist, desto mehr ungesättigte Fettsäuren enthält es. Je fester ein Fett ist, desto mehr gesättigte Fettsäuren enthält es. Bei Zimmertemperatur flüssige Fette nennt man Öle.

Wichtige Begriffe rund ums Fett

Gesättigte Fettsäuren kommen von Natur aus vor allem in Butter, Butterschmalz, Sahne, Käse, Kokos- und Palmkernfett vor. Auch Pflanzenöle enthalten einige Prozent gesättigter Fettsäuren, und unser Körper kann sie in großer Menge selbst herstellen. Gesättigte Fettsäuren sind eher gemütliche Gesellen und lassen sich nicht so leicht »aus der Ruhe bringen«. Daher sind Fette mit vielen gesättigten Fettsäuren stabil und gut haltbar.

Ungesättigte Fettsäuren weisen eine oder mehrere Stellen auf, an denen sie besonders reaktionsfreudig sind. Je nachdem, wo sich diese Stellen (Doppelbindungen) befinden, heißen sie **Omega-3-** oder **Omega-6-Fettsäuren.** Diese Unterscheidung ist wichtig, weil die beiden Fettsäuretypen unterschiedliche, teilweise sogar entgegengesetzte Wirkungen im Körper entfalten.

Was **einfach** und **mehrfach ungesättigt** bedeutet, können Sie sich jetzt denken: Ungesättigte Fettsäuren können eine, zwei, drei oder bis zu sechs »reaktive Stellen« (Doppelbindungen) haben: je mehr, desto beweglicher und reaktionsfreudiger ist die Fettsäure. Das hat Vor- und Nachteile: Mehrfach ungesättigte Fettsäuren machen ein Fett weicher und flüssiger, aber auch instabil und empfindlicher.

Die **einfach ungesättigte** Ölsäure ist die stabilste und unempfindlichste unter den ungesättigten Fettsäuren. Deswegen eignen sich die ölsäurereichen Sorten wie Oliven- und Rapsöl auch zum Braten. Die Ölsäure ist mengenmäßig die wichtigste Fettsäure in vielen Fetten: Sie dominiert nicht nur in Oliven- und Rapsöl, sondern auch in Avocados, in Nüssen, in Schweine- und Geflügelschmalz sowie im menschlichen Fettgewebe.

Zwei der **mehrfach ungesättigten** Fettsäuren sind so wichtig wie Vitamine für den Körper und heißen daher **essenzielle Fettsäuren:** Linolsäure und alpha-Linolensäure sind lebensnotwendig. Da wir sie nicht selbst bilden können, müssen wir sie essen. Sie kommen vor allem in Pflanzenölen und Nüssen vor, in geringen Mengen aber auch in Schmalz, Milch-, Fleisch- und Fischfett.

Fleisch, Eier und Fischfett enthalten darüber hinaus **hoch ungesättigte Fettsäuren** mit vier bis sechs Doppelbindungen. Dazu gehören die beiden Omega-3-Fettsäuren EPA* und DHA* sowie die Omega-6-Fettsäure ARA*. Der gesunde Körper kann diese hoch ungesättigten Fettsäuren aus den Vorstufen Linol- und alpha-Linolensäure in geringem Umfang selbst herstellen. Hoch ungesättigte Fettsäuren erfüllen ganz spezielle Aufgaben im Körper, unter anderem im Gehirn und in den Blutgefäßen.

* EPA = Eicosapentaensäure, DHA = Docosahexaensäure, ARA = Arachidonsäure

FETT UND KÖRPERGEWICHT

Ein Gramm Fett liefert rund neun Kilokalorien (kcal). Das ist mehr als doppelt so viel wie Eiweiße und Kohlenhydrate zur Energiezufuhr beisteuern. Natürlich brauchen wir Energie zum Leben, Wachsen, Lernen, Gesundwerden und um leistungsfähig zu sein. Doch in einer Zeit, in der viele Menschen mit ihrem Gewicht zu kämpfen haben und mehr oder weniger ständig »auf Diät« sind, hat es das Fett aufgrund seines Kalorienreichtums schwer.

Für viele, auch für viele Experten, steht fest: Fett macht fett. Aber stimmt das auch? Wie kommt es beispielsweise, dass in allen Wohlstandgesellschaften in den letzten 30 Jahren der Anteil der Fette an den täglichen Kalorien zurück ging (von über 40 auf weniger als 35 Prozent) und die Menschen parallel dazu nicht schlanker, sondern immer dicker wurden?

Zunächst einmal: Übergewicht ist ein komplexes Geschehen. Dem Fett kann man dafür nicht die alleinige Schuld in die Schuhe schieben. Denn auch mit einer kohlenhydratreichen, fettarmen Kost kann man sich überessen und an Gewicht zulegen – nicht ohne Grund hat man Nutzvieh seit Jahrhunderten mit fettarmem, stärkereichem Getreide gemästet. Am Ende entscheidet die verspeiste Kalorienmenge. Mit welchen Lebensmitteln man zu viel gefuttert hat, ist erst einmal egal: Es ist das Zuviel, das dick macht.

Macht Fett fett?

Um es kurz zu machen: Die wissenschaftlichen Studien der letzten Jahrzehnte fanden keinen klaren Zusammenhang! Mal waren die Fettliebhaber dicker als die Magerköstler, mal war es umgekehrt und mal fand sich gar kein Unterschied. Die größte Studie, die in Europa je zu diesem Thema durchgeführt wurde, spricht das Fett ebenfalls frei: Die sogenannte EPIC-Studie beobachtete an rund 90.000 Erwachsenen aus fünf europäischen Ländern mehrere Jahre lang, wie sich das Körpergewicht in Abhängigkeit von der Art und Menge der verzehrten Fette verändert. Man fand keinerlei Zusammenhang! Offensichtlich spielt also der Anteil der Fette an den täglich verzehrten Kalorien keine nennenswerte Rolle für das Entstehen unerwünschter Speckröllchen.

Was macht satt?

Wenn es darum geht, nicht dick zu werden oder nicht weiter zuzunehmen, muss man anders an die Sache herangehen. Das Zählen von Kalorien oder »Fettaugen« hilft hier nicht unbedingt weiter. Denn kein Mensch möchte beim Essen ständig zählen oder überlegen oder gar hungrig vom Tisch aufstehen, nur, weil eine imaginäre Kaloriengrenze überschritten ist. Man möchte essen, bis man satt ist. Alles andere wäre weder mit einer guten Lebensqualität vereinbar noch ließe es sich dauerhaft durchhalten.

Auch unser Körper zählt keine Kalorien. Ob er nach dem Essen satt ist, stellt er erst einmal anhand der Magendehnung fest.

Die entscheidende Frage, wenn es ums Gewicht geht, ist folglich, wie viele Kalorien man am Ende einer sättigenden Mahlzeit »intus« hat. Wer im Eiltempo Sahnetorten oder dick belegte Brote vernascht, kann hier leicht Spitzenwerte erreichen: Die Kombination von viel Fett und viel Zucker oder Stärke in kompakter Darreichung rasch verzehrt ist ideal, um sich zu mästen. Sie liefert viele Kalorien auf engstem Raum und dehnt die Magenwände kaum aus.

Wer es schafft, sich mit weniger Kalorien dennoch satt zu essen, hat es viel leichter, sein Gewicht zu halten, nicht zuzunehmen oder auch abzunehmen. Wasser- und ballaststoffreiche Lebensmittel liefern kaum Kalorien, dehnen jedoch aufgrund ihres großen Volumens die Magenwände deutlich aus. Gemeint sind vor allem Gemüse, Salate, Pilze und Obst. Relativ wasserreich sind aber auch unpanierte Fleisch-, Fisch- und Geflügelspeisen. Sie liefern zudem hochwertiges Eiweiß, das dafür sorgt, dass die Sättigung lange anhält.

Sie alle sind ideale Partner für Butter, Schmalz, Kokosfett oder leckere Pflanzenöle. Wer die »Fettbömbchen« stets mit einer ordentlichen Portion wasserreicher Lebensmittel kombiniert, braucht sich weder um seine Kalorienbilanz noch um die Figur zu sorgen.

Ein Beispiel

2 Vollkornbrötchen mit 10 Gramm Butter, 30 g magerem Kochschinken, 100 g Hüttenkäse, 200 g Tomaten, 50 g Blattsalat und 1 kleine Banane bringen es auf 650 kcal. Davon entfallen nur 22 % auf Fett (rund 145 kcal, entsprechend 16 g Fett).

200 g Fleisch, zubereitet mit 150 g Paprika, 150 g Zucchini, 150 g Aubergine, 100 g Zwiebel und 2 Esslöffeln Öl liefern ebenfalls 650 kcal. Hier entfallen jedoch 45 % auf das Fett (rund 295 kcal, entsprechend 33 g Fett).

Obwohl die zweite Mahlzeit einen doppelt so hohen Fettanteil aufweist, ist sie nicht übermäßig fettig. Dafür sättigt sie besser und länger – falls man diese große Portion überhaupt schafft. Zudem liefert sie mehr Vitamine, essenzielle Fettsäuren, Mineral- und Ballaststoffe als die fettarme Mahlzeit.

Was macht schlank?

Keine Frage, wer ganz mager isst und damit Kalorien einspart, kann Gewicht verlieren. Doch erstens schmeckt Magerkost oft nicht gut und zweitens ist dauerhaft abnehmen sehr schwer. Die Langzeiterfolge aller Diäten sind denn auch eher mager: Meist sinkt das Gewicht nur in den ersten sechs Monaten deutlich, dann geht es langsamer oder gar nicht mehr abwärts und nach einem Jahr haben viele schon wieder zugelegt. Nach fünf Jahren zeigt die Waage in den meisten Fällen wieder mindestens das Gleiche an wie vor der Diät.

Besser abnehmen mit mehr Fett!

Dennoch gibt es Unterschiede im Erfolg verschiedener Abspeckmaßnahmen – und hier kommt wieder das Fett ins Spiel. In wissenschaftlichen Studien ist klar gezeigt worden, dass beim Vergleich verschiedener Diäten die fettreicheren (und dafür kohlenhydratreduzierten) eindeutig besser abschneiden: Nach sechs bis zwölf Monaten mit Fettaugenzählen hatten die Leute im Mittel drei Kilo abgenommen. Wer nicht beim Fett, sondern bei Zucker, Stärke und süßen Getränken sparte, verlor im Mittel mit sechs Kilo doppelt so viel Gewicht. Auch nach einem Jahr ist der Gewichtsverlust unter kohlenhydratreduzierten, »normalfetten« Kostformen immer noch größer als beim Fettsparen. Das ist der aktuelle Stand der Wissenschaft.

Fazit

Fett macht nicht automatisch fett und Fettsparen nicht besonders schlank. Wer gerne etwas mehr Öl, Crème fraîche, Kokosfett oder Butter isst und dennoch in Form bleiben möchte, sollte die leckeren Fettspender immer mit einer ordentlichen Portion »Grünzeug« kombinieren und ein eiweißreiches Lebensmittel dazu essen (z. B. Käse, Fleisch, Fisch, Eier oder Tofu).

Also

- zu den Nüssen etwas Obst oder Salat,

- den Extraschuss Öl aufs bunte Gemüse,

- zum Steak mit Kräuterbutter eine große Portion Feldsalat, Spinat oder Brokkoli,

- zum fetten Käse etwas weniger Brot und dafür zwei Tomaten oder etwas Paprika essen.

FETT UND GESUNDHEIT

Wer beim Fett zu sehr spart, riskiert, zu wenig fettlösliche Vitamine aufzunehmen. Dazu gehören die Vitamine A, D, E, und K sowie einige Karotine. Sie alle benötigen Fett, um vom Körper optimal aufgenommen und verwertet zu werden. Auch das Fett selbst ist ein wichtiger Nährstoff, ohne den wir nicht leben können, weil der Körper bestimmte Fettbausteine (die essenziellen Fettsäuren) nicht selbst herstellen kann. Deswegen müssen wir Fett essen.

Fette sind sehr gute Energielieferanten, die von fast allen Körperzellen genutzt werden können. So bevorzugen etwa unsere Muskeln und unser Herz Fett als Energiequelle.

Fette halten die Haut geschmeidig und feucht, sie unterstützen das Immunsystem, das Denken, Lernen und die Stimmung. Ohne Fette würde dem Körper auch eine wichtige Grundsubstanz für die Bildung von Signalstoffen und Hormonen fehlen. Fette sind zusammen mit dem Cholesterin wichtige Bestandteile der Membranen, die jede einzelne unserer Körperzellen umgeben, sie schützen, stützen und mit ihren Nachbarn kommunizieren lassen.

Fette und Herzinfarkt – ein heißes Thema

Wenn es um gesunde Ernährung geht, steht oft der Cholesterinspiegel im Vordergrund. Zu viel Cholesterin im Blut gilt als ein wesentlicher Risikofaktor für Herz-Kreislauf-Erkrankungen. Weil manche gesättigten Fettsäuren den Cholesterinspiegel erhöhen können, dachte man, sie würden die Blutgefäße »verstopfen« und so zu Schlaganfall und Herzinfarkt führen. Folglich nahm man an, dass eine fettarme Ernährung dabei helfe, die Cholesterinwerte und so auch die Krankheitsrisiken zu senken. Doch mit diesen Vorstellungen befand man sich auf dem Holzweg.

Kein Risiko durch (gesättigte) Fette

Eine Reihe von Studien ging der Frage nach, ob Menschen, die besonders viel gesättigte Fettsäuren essen, ein höheres Risiko für Herz- oder Hirninfarkt haben. Bis auf ganz wenige Ausnahmen fanden sie keinen Zusammenhang. Auch die neuesten und umfangreichsten Analysen der wissenschaftlichen Daten sprechen die Fette allgemein und insbesondere auch die gesättigten Fettsäuren in Bezug auf das Herz- und Gefäßrisiko frei: kein erhöhtes Risiko durch Butter, Sahne, Öle oder Schmalz.

Das heißt nun nicht, dass plötzlich die Völlerei gesund ist oder dass uns das Fett vom Kinn tropfen soll. Wer insgesamt zu viel isst und dabei zunimmt, riskiert selbstverständlich seine Gesundheit. Doch das kann man nicht dem Fett allein anlasten. Hochwertige Fette und Öle, die im Rahmen einer angemessenen Ernährung genossen werden, stellen kein Risiko dar.

Fette beeinflussen den Cholesterinspiegel – auch positiv!

Durch eine fettarme Kost lässt sich der Cholesterinspiegel durchaus senken. Doch welche gesundheitlichen Auswirkungen hat das? Wir wissen heute, dass es verschiedene Cholesterinwerte gibt. Die wichtigsten sind das LDL- und das HDL-Cholesterin. Erhöhte LDL-Werte sinken unter fettarmer Diät, allerdings meist nur, wenn man gleichzeitig auch abnimmt. Zudem sinkt nicht nur das LDL-Cholesterin, sondern auch das günstige HDL-Cholesterin und zwar umso mehr, je weniger Fett und je mehr Kohlenhydrate man isst. Das ist unerwünscht, denn je weniger HDL-Cholesterin im Blut schwimmt, umso höher ist das Risiko für Herz-Kreislauf-Erkrankungen.

Unter fettarmer (und entsprechend kohlenhydratreicher) Ernährung steigen auch noch die Blutfettwerte (Triglyzeride) an – auch das ist langfristig ungünstig für Herz und Gefäße. Diese Zusammenhänge sind wichtig, weil es heutzutage immer weniger Menschen gibt, die ein erhöhtes LDL-Cholesterin aufweisen. Sehr viele Zeitgenossen, vor allem jene, die übergewichtig sind und wenig Bewegung haben, zeigen stattdessen zu viele Triglyzeride und zu wenig HDL-Cholesterin im Blut. Eine fettarme Ernährung wäre für sie genau das Falsche!

Wer nicht beim Fett spart, sondern bei den Kohlenhydraten, und zugleich Fette und Öle mit vielen ungesättigten Fettsäuren bevorzugt, kann seine Blutfett- und Cholesterinwerte optimieren. Dazu ist es nicht nötig, abzunehmen: Eine kalorisch angemessene Ernährung, die neben reichlich »Grünzeug« etwas mehr Fett (und Eiweiß), jedoch wenig Zucker und Stärke enthält, verbessert die Risikofaktoren auch bei konstantem Gewicht. Das ist ein Riesenvorteil gegenüber fettarmen Kostformen.

Reich an ungesättigten Fettsäuren sind alle (flüssigen) Pflanzenöle, aber auch Geflügelschmalz, Nüsse und Samen sowie Avocados.

Wichtig: Jeder Mensch ist anders. Wer krank ist oder erhöhte Fett- oder Cholesterinwerte zeigt, gehört zum Arzt. Der kann in Absprache mit seinem Patienten und einer qualifizierten Ernährungsfachkraft nach der individuell richtigen Kostumstellung suchen.

Gesättigte Fettsäuren und das Cholesterin

Kokos- und Palmkernfett, Milchfett und Butter sowie Rinderfett bestehen mindestens zur Hälfte aus gesättigten Fettsäuren. Von den vielen verschiedenen gesättigten Fettsäuren können drei das Cholesterin im Blut erhöhen. Die Mehrzahl aller gesättigten Fettsäuren beeinflusst die Cholesterinwerte nicht.

Jene drei, die das Cholesterin erhöhen können, tun dies insbesondere dann, wenn gleichzeitig viel Zucker und Stärke gegessen wird. Sie erhöhen zudem sowohl das LDL- als auch das »gute« HDL-Cholesterin, das vor koronaren Herzkrankheiten schützt. Außerdem senken sie die Blutfette (Triglyzeride). Das erklärt wohl, warum sich bis heute kein Zusammenhang zwischen Herzinfarkt und dem Genuss gesättigter Fettsäuren finden ließ.

Übrigens: Das größte Potenzial zur Erhöhung des »guten« HDL-Cholesterins hat die Laurinsäure. Sie ist mit rund 50 Prozent die wichtigste Fettsäure im Kokosfett.

Es bleibt also nicht viel übrig vom Klischee der gesundheitsschädlichen gesättigten Fettsäuren. Alles andere wäre auch seltsam, denn der Körper stellt selbst jeden Tag viele verschiedene gesättigte Fettsäuren her. Er braucht sie, um seine Zellmembranen zu festigen, zum Aufbau von Energiereserven, zum Schutz vor Bakterien und anderen Krankheitserregern sowie für weitere, spezielle Aufgaben. Zudem besteht das Fett in der Muttermilch zu mehr als 50 Prozent aus gesättigten Fettsäuren. Wie könnten sie da gesundheitsschädlich sein?

Ungesättigte Fettsäuren und das Cholesterin

Ungesättigte Fettsäuren sind in der Lage, den Cholesterinspiegel zu senken, insbesondere das LDL-Cholesterin. Der Trick ist, nicht weniger Fett zu essen, sondern einen Teil der Kohlenhydrate durch ungesättigte Fette (und eventuell eiweißreiche Lebensmittel) zu ersetzen. Das verbessert sämtliche Blutfett- und Cholesterinwerte, und auch ein erhöhter Blutdruck sinkt.

Also beispielsweise

- gutes Öl für das Salatdressing verwenden und anstelle der Croutons ein paar Nüsse über den Salat streuen,

- einen Schuss Lein-, Hanf- oder Olivenöl ans Gemüse geben und dafür weniger Nudeln essen oder das süße Getränk weglassen oder

- Fleisch, Geflügel oder Fisch in Rapsöl braten und auf die Panade verzichten.

Die Sache mit dem Omega

Wie auf Seite 10 erläutert, unterscheidet man bei den mehrfach ungesättigten Fettsäuren zwei Typen: die Omega-3- und die Omega-6-Fettsäuren. Beide sind wichtig für den Körper, sie erfüllen jedoch unterschiedliche Aufgaben. So wirken Omega-6-Fettsäuren eher entzündungsfördernd, während Omega-3-Fettsäuren eher entzündungssenkend wirken.

Damit kein Ungleichgewicht im Körper entsteht, wird von vielen Ernährungsexperten empfohlen, die beiden Fettsäuretypen in einem Verhältnis von höchstens 5 : 1 zu essen. Das heißt: nur 5-mal so viel Omega-6 wie Omega-3.

In der üblichen Ernährung liegt das Verhältnis bei 12 : 1 bis 20 : 1. Das heißt, wir essen zu viele Omega-6-Fettsäuren. Es liegt unter anderem daran, dass die üblicherweise verwendeten Öle wie Sonnenblumen- und Maiskeimöl reich an Linolsäure sind. Um die Omega-6/3-Balance zu verbessern, sollten sie daher durch Öle mit vielen Omega-3-Fettsäuren ergänzt werden.

Die folgende Tabelle zeigt das Verhältnis der beiden Fettsäuretypen in verschiedenen Pflanzenölen. Werte unter 5 sind sehr günstig. Fette und Öle, die über 12 liegen, sollten immer durch Omega-3-reiche Lebensmittel wie fette Fische, Walnüsse, Lein- oder Hanföl ergänzt werden.

Fettsäurerelationen verschiedener Speiseöle (in g/100 ml)

Öl	Omega-6	Omega-3	Verhältnis
Leinöl	14 g	56 g	0,25
Hanföl	54 g	20 g	2,7
Rapsöl	28 g	9,4 g	3
Walnussöl	63 g	7,8 g	8
Olivenöl	8 g	0,8 g	11
Maiskeimöl	52 g	0,6 g	84
Sonnenblumenöl	63 g	0,5 g	122
Distelöl	75 g	0,5 g	148

(gerundete Durchschnittswerte, die Gehalte unterliegen naturgemäß Schwankungen)

Übrigens weist das Fett im Fleisch, in der Milch und in den Eiern von Weidetieren ein günstigeres Fettsäureverhältnis auf als von Tieren, die mit Getreide gemästet wurden.

Aufgrund ihrer Empfindlichkeit gegenüber Sauerstoff können ungesättigte Fettsäuren auch im Körper »ranzig« werden. Es entstehen dann aggressive Substanzen, sogenannte freie Radikale, die wertvolle Körperbestandteile angreifen und schädigen können. Es kommt also NICHT darauf an, möglichst viele ungesättigte Fettsäuren zu essen, sondern GENUG davon.

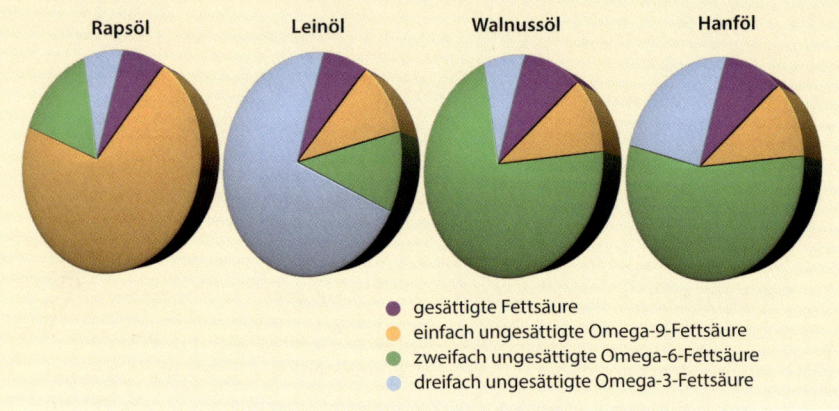

●	gesättigte Fettsäure
●	einfach ungesättigte Omega-9-Fettsäure
●	zweifach ungesättigte Omega-6-Fettsäure
●	dreifach ungesättigte Omega-3-Fettsäure

Täglich ein bis zwei Esslöffel eines hochwertigen Pflanzenöls sind eine gute Orientierung. Damit wird die Zufuhr essenzieller Fettsäuren sichergestellt, vor allem, wenn regelmäßig Omega-3-reiche Öle wie Raps-, Lein-, Walnuss- oder Hanföl verzehrt werden. Zudem werden wöchentlich ein bis zwei Portionen eines fetten Fisches empfohlen, um auch langkettige Omega-3-Fettsäuren regelmäßig aufzunehmen.

Der Körper benötigt alles im rechten Maß, auch gesättigte und ungesättigte Fettsäuren. Erst die richtige Mischung macht's!

Schon mit einem einzigen Esslöffel eines hochwertigen Öls mit ausgewogenem Omega-3/6-Verhältnis lässt sich ein ungünstiges Verhältnis optimieren.

Mehr vom richtigen Fett – nicht nur fürs Herz

In dem Maße, wie die Fette in Sachen Figur und Herz-Kreislauf-Gesundheit rehabilitiert werden, entdecken Forscher auch immer neue positive Wirkungen der diversen Fette im Körper. In Zukunft werden wir daher sicher noch eine Menge spannender Neuigkeiten über Fette und Öle erfahren. Was wir heute schon wissen, ist, dass besonders die hoch ungesättigten Fettsäuren exorbitant wichtig für unser Oberstübchen sind. Sie kommen im Fett von Kaltwasserfischen und Weidetieren sowie in bestimmten Algen vor.

Die meisten Menschen können sie in geringem Umfang auch selbst herstellen, wenn ihr Essen genug von den Vorstufen dieser Fettsäuren enthält: Linolsäure und alpha-Linolensäure. Dafür sorgen Öle mit einem ausgewogenen Verhältnis von Omega-6- zu Omega-3-Fettsäuren, insbesondere Raps-, Walnuss-, Lein- oder Hanföl. Natürlich könnte man auch Walnüsse, frisch geschrotete Leinsaat oder Hanfnüsse essen, um an deren wertvolle Öle zu gelangen.

Fett fürs Hirn

Landläufig gilt Zucker als Nervennahrung, und tatsächlich sind Hirn- und Nervenzellen auf eine gewisse Zuckermenge angewiesen. Das heißt aber nicht, dass wir viel davon essen müssten. Der Körper kann den benötigten Zucker auch selbst erstellen. Im Gegensatz dazu müssen wir bestimmte Fette essen, damit unser Denkorgan genügend hochwertige Bau-, Schutz- und Signalstoffe bekommt.

Es sind vor allem die hoch ungesättigten Fettsäuren DHA und ARA (siehe Seite 11), die unser »Hirnschmalz« ausmachen, die das Schalten und Walten unserer grauen Zellen ermöglichen. DHA gehört zu den Omega-3-Fettsäuren, ARA zur Omega-6-Familie. Auch für eine reibungslose Hirnfunktion werden sie in einem ausgewogenen Verhältnis benötigt. Wie wichtig das ist, zeigt sich auch darin, dass die Muttermilch reich an beiden Fettsäuren ist. So wird gewährleistet, dass die kindliche Hirnentwicklung optimal ablaufen kann.

Bei vielen Erkrankungen und Problemen – angefangen von Verhaltensstörungen über Aggressionen bis hin zu Depressionen – fallen Störungen bei den Hirnfettsäuren auf. Zur Vorbeugung und Behandlung der Alzheimerkrankheit werden derzeit auch bestimmte gesättigte Fettsäuren, wie sie vor allem in Kokosöl vorkommen (sogenannte MCT*-Fette), diskutiert und erforscht.

Hier ist noch viel Forschungsarbeit nötig. Doch klar ist schon heute, dass wir auch zum Denken, Fühlen, Lernen, Erinnern und für ein angemessenes Sozialverhalten ausreichend Fette brauchen: mit gesättigten und ungesättigten, Omega-3- und Omega-6-Fettsäuren.

* MCT-Fette = engl.: Medium Chain Triglycerides = mittelkettige Fettsäuren

Fett gegen Krebs

Auch wenn es für viele unglaublich klingen mag: Selbst in der Vorbeugung und Behandlung von Krebsleiden sehen immer mehr Mediziner und Wissenschaftler eine wichtige Rolle für die Fette. Auch hier steckt die Forschung noch in den Kinderschuhen, denn viel zu lange hielt man die Fette für krebsfördernd. Dennoch zeichnet sich ab, dass sich der Körper mit einer eher fettbetonten, zucker- und stärkearmen Ernährung besser gegen ungezügelt wachsende Zellen wehren kann als mit der üblicherweise empfohlenen fettarmen Kost.

Natürlich spielen auch die vielen krebshemmenden Stoffe in Früchten, Gemüsen, Salaten, Kräutern und Gewürzen eine Rolle. Und auch die fettlöslichen Vitamine A, D und E können den Körper bei der Abwehr entarteter Zellen unterstützen.

Um Missverständnisse zu vermeiden: Es gibt keine Diät, die Krebs heilen kann.

Doch eine ausgewogene Ernährung trägt dazu bei, dem Krebs vorzubeugen, und sei es »nur«, indem Übergewicht vermieden wird. Die Ernährung kann auch dazu beitragen, dass Patienten ihr Krebsleiden besser überwinden können. Hier kommt sowohl den Omega-3-Fettsäuren eine bedeutende Rolle zu als auch den bereits erwähnten MCT-Fetten, wie sie etwa in Kokosöl zu finden sind.

SCHÄDLICHE FETTE

Jetzt haben Sie sehr viel über den Nutzen der verschiedenen Fette und Öle erfahren und von den Vorteilen einer Ernährung, die gerade nicht am Fett spart. Doch auch unter den Fetten gibt es einige, die den Gesundheitsexperten Sorgen bereiten. Nein, gemeint sind weder Butter noch Sahne, Schweineschmalz oder fetter Käse. Die »Bösewichte«, von denen hier die Rede sein soll, steckten über Jahrzehnte vor allem in der als ach so gesund angepriesenen Margarine. Um aus flüssigem Öl Margarine herzustellen, wurden die Öle bis Mitte der 1990er-Jahre chemisch gehärtet. Bei diesem Prozess, genauer gesagt bei der ehemals weit verbreiteten Teilhärtung, entstehen zahlreiche gesundheitlich problematische Fettabkömmlinge. Am bekanntesten und am besten erforscht sind die sogenannten trans-Fettsäuren.

Sie gelten deshalb als besonders problematisch, weil sie eine Fülle unerwünschter Wirkungen im Körper entfalten: Sie beeinflussen sämtliche Cholesterinwerte ungünstig, stören die Funktion der Zellmembranen, fördern Entzündungen und verhindern die Nutzung der Omega-3-Fettsäuren. trans-Fettsäuren reichern sich im Fettgewebe an und gehen in die Muttermilch über. Sie werden nicht nur mit erhöhten Herzinfarktraten, sondern auch mit Entwicklungsstörungen bei Kindern und mit Übergewicht in Verbindung gebracht.

Wenn eine Fettart der Gesundheit schadet, dann sind es die trans-Fettsäuren aus der industriellen Fetthärtung.

Während für die meisten Margarinen inzwischen keine teilgehärteten Öle mehr verwendet werden, kommen sie in Spezialfetten für Gebäck, Süßigkeiten, Knabberartikel, Fast Food und Fertigprodukte noch immer vor. Auch eine lange Erhitzung von Ölen, wie etwa beim Frittieren, erhöht die trans-Fettsäuregehalte.

Eine Kennzeichnung von trans-Fettsäuren ist in Deutschland derzeit leider nicht vorgeschrieben. Auf verpackten Lebensmitteln muss jedoch angegeben werden, ob die verwendeten Fette (teil)gehärtet wurden. Nur daran können Verbraucher erahnen, ob möglicherweise trans-Fettsäuren im Produkt enthalten sind.

Für die Gesundheit problematische Fette entstehen durch die industrielle Teilhärtung von Fetten und Ölen. Ungehärtete, native Fette und Öle enthalten solche trans-Fettsäuren nicht.

FETTQUALITÄTEN

Wer im Supermarkt übliches Speiseöl kauft, erhält in der Regel ein billiges, hygienisch einwandfreies, praktisch rückstandsfreies, hoch erhitzbares Produkt. Auch solche Pflanzenöle enthalten viele einfach und mehrfach ungesättigte Fettsäuren. Dennoch gibt es Qualitätsunterschiede, denn konventionelle Öle werden unter hohem Druck und bei hohen Temperaturen gepresst, teilweise auch mithilfe von Lösungsmitteln extrahiert. Deswegen müssen sie unter anderem raffiniert, desodoriert, entschleimt, entsäuert und gebleicht werden. Dies führt zu lange haltbaren, geschmacksneutralen Ölen. Durch die intensive Verarbeitung werden neben dem Geschmack jedoch auch wertvolle Inhaltsstoffe entfernt.

Ein gutes Öl ist mehr als Fett

Neben dem eigentlichen Fett liefern native, kalt gepresste Öle eine Fülle an Fettbegleitstoffen. Es ist weniger ein Nährwert, sondern der mögliche gesundheitliche Nutzen, der all diese Substanzen so interessant macht: Phytosterole und -sterine, Chlorophylle, Flavonoide und andere Polyphenole, Squalen, Lezithine oder Terpene. Einige dieser »Zungenbrecher« erwiesen sich als antioxidativ, andere als blutdrucksenkend, entzündungshemmend, immunregulierend und antibakteriell, gefäß- und nervenschützend.

All diese Begleitstoffe stammen aus den Ölsaaten und -früchten. Sie gelangen jedoch nur mit hochwertigen, nicht raffinierten nativen Ölen in nennenswerter Menge auf unsere Teller. Gerade weil native Öle für die Gesundheit besonders wertvoll sind und weil man relativ wenig davon benötigt, um seinen Körper optimal zu versorgen, lohnt es sich, in gute Qualität zu investieren.

Was Verbraucher erwarten dürfen

»Nativ« heißt, dass ein Öl »aus nicht vorgewärmter Rohware durch Pressen ohne Wärmezufuhr oder durch andere schonende mechanische Verfahren gewonnen« wurde. Es darf gewaschen, filtriert oder zentrifugiert werden, aber nicht entsäuert, gebleicht oder desodoriert.

»Nicht raffiniert« heißt, dass ein Öl durch »schonende mechanische Verfahren« gewonnen wurde. Es darf gewaschen, mit Wasserdampf behandelt, getrocknet, filtriert und zentrifugiert werden, nicht jedoch entsäuert, gebleicht oder desodoriert.

Werden die Bezeichnungen **»nativ«** oder **»nicht raffiniert«** durch **»kalt gepresst«** oder **»aus erster Pressung«** ergänzt, so »werden diese Speiseöle mit besonderer Sorgfalt bei der Auswahl der Rohstoffe durch Pressen ohne Wärmezufuhr unter möglichst schonenden Bedingungen gewonnen«.

(aus den Leitsätzen für Speiseöle des Deutschen Lebensmittelbuchs)

Premium-Pflanzenöle werden schonend aus ausgezeichneter, frischer Rohware gepresst und anschließend nur noch gefiltert. Da es keine Möglichkeit gibt, Rückstände oder Umweltgifte aus einem nativen Öl zu entfernen, kommt nur rückstandsgeprüfte, pestizidfrei produzierte Ausgangsware in Betracht.

Wer als Hersteller nichts zu verbergen hat, gibt hierüber gerne Auskunft und erläutert den Kunden die einzelnen Produktionsschritte und die erreichten Temperaturen. Idealerweise darf man die Öle vor dem Kauf kosten und bekommt sie in kleinen, lichtundurchlässigen Gebinden mit einem Mindesthaltbarkeitsdatum, das noch genügend Spielraum zum Verzehr lässt.

Als Kunde erkennt man qualitativ hochwertige native Öle auch an Geruch und Geschmack. Sie sollten deutlich nach der Pflanze schmecken, aus der sie gewonnen wurden. Sie dürfen weder bitter, tranig, ranzig noch fischig schmecken oder riechen.

ZUSAMMENFASSUNG

- Eine gesunde Ernährung ist ohne Fett nicht möglich. Mit Fett gelingt es nicht nur leichter, gesund zu essen, es schmeckt auch noch besser.

- Fette machen per se weder dick noch krank. Im Gegenteil: sie sättigen, liefern wichtige Nährstoffe und können im Rahmen einer ausgewogenen Ernährung dazu beitragen, die Risikofaktoren für ernährungsabhängige Krankheiten zu senken.

- Dies gilt sowohl für tierische als auch für pflanzliche Fettlieferanten: Fleisch und Fisch, Milchprodukte und Käse, Eier und Butter, Sahne und Schmalz, Kokosfett und Avocados, Nüsse und Samen sowie all die delikaten Öle, die sich aus ihnen gewinnen lassen.

- Ungehärtete, mit Sorgfalt gewonnene und behandelte Fette und Öle sind ein äußerst wertvoller Bestandteil unserer Nahrung.

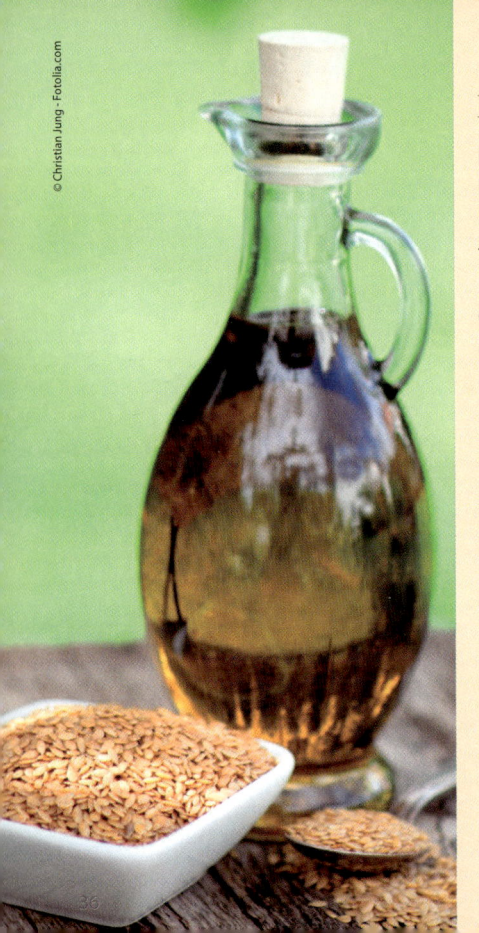

Leinöl

Bei der Lein- oder Flachspflanze handelt es sich wie bei Hanf, Sesam und Olive um eine sehr alte Kulturpflanze. Schon vor 10.000 Jahren begleitete sie die Menschen. Im Gegensatz zu den anderen Ölsaaten gedeiht der Flachs fast überall, und er ist äußerst vielseitig zu verwenden. Hoch geschätzt wird der Lein seit Jahrtausenden nicht nur wegen seiner Fasern, sondern auch wegen seiner essbaren Samen: Sie versorgen den Körper mit physiologisch aktiven Pflanzenhormonen (Phytoöstrogenen), die derzeit intensiv als Krebsschutzstoffe untersucht werden.

Leinsaat ist lange haltbar, obwohl sie ein hoch empfindliches Öl beherbergt. Da es besonders hitze-, luft- und lichtempfindlich ist, eignet es sich ausschließlich für die kalte Küche.

Beste Qualitäten wurden unter Luftabschluss gepresst. Zur Aufbewahrung gehört es luftdicht verschlossen in den Kühlschrank, wo es sich maximal zwei Monate hält.

Die Empfindlichkeit des Leinöls rührt von seinem extrem hohen Anteil an alpha-Linolensäure her: Es besteht zu mehr als 50 Prozent aus dieser Omega-3-Fettsäure. Daher ist es ideal, um das Verhältnis von Omega-6- zu Omega-3-Fettsäuren im Essen zu verbessern. Die alpha-Linolensäure des Leinöls wird in Zellmembranen eingebaut und, wenn auch in geringem Ausmaß, in die längerkettigen Omega-3-Fettsäuren EPA und DHA umgewandelt. Leinöl beeinflusst die Fließeigenschaften des Blutes günstig, es senkt den Cholesterinspiegel, hemmt eine übermäßige Blutgerinnung sowie die Bildung von entzündungsfördernden Signalstoffen und trägt so vermutlich zum Schutz von Herz und Gefäßen bei.

In Schlesien und rund um Berlin gehörte Leinöl mit Pellkartoffeln und Quark einst zur Hausmannskost. Interessanterweise sorgt die Mischung des Öls mit Magerquark für eine intensive Emulgierung des Fettes, sodass es besonders gut geschützt ist und vom Körper gut genutzt werden kann. Dieser Effekt wurde von der Fettforscherin Dr. Johanna Budwig erkannt, die eine Quark-Leinöl-Mischung als wesentlichen Bestandteil ihrer Öl-Eiweiß-Diät für Krebspatienten empfahl.

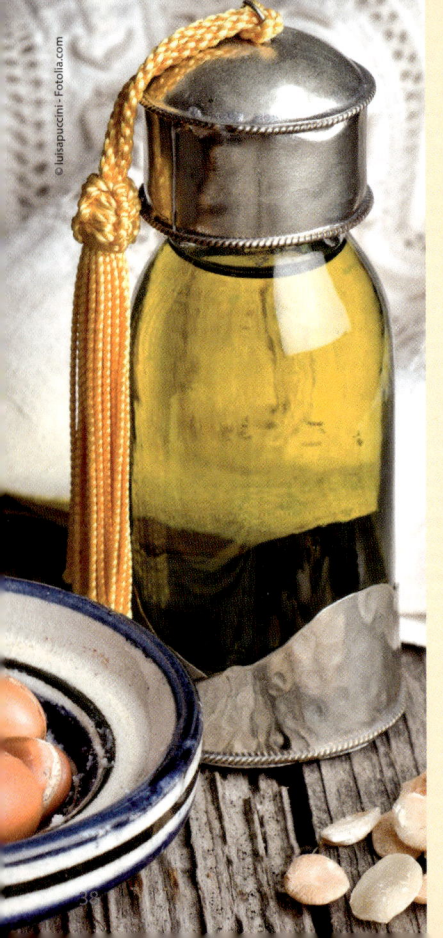

Arganöl

Natives Arganöl stammt ausschließlich aus Marokko, da nur noch dort die Arganie wächst, aus der es gewonnen wird.

Zwar ist die dornige Arganie ein wahrer Überlebenskünstler und einer der ältesten Bäume der Welt. Dennoch war sie vom Aussterben bedroht, was die UNESCO auf den Plan rief, die das gut 800.000 Hektar große Arganbaum-Gebiet am Rande der Sahara in die Liste der zu schützenden Biosphären aufnahm.

In Kooperativen kümmern sich die dort ansässigen Berberfrauen um die Arganbäume und die Ölgewinnung.

Die Berber verwenden natives Arganöl seit Generationen zum Kochen, für Haut und Haare und in ihrer traditionellen Medizin.

Auch wissenschaftliche Studien weisen

auf gesundheitsförderliche Eigenschaften hin, beispielsweise im Insulin- und Zuckerstoffwechsel.

Die dornigen Bäume dürfen nicht geschüttelt werden, um das Herabfallen von Blüten und unreifen Früchten zu vermeiden. Daher müssen Argan-Früchte von Hand geerntet werden. In jeder Frucht stecken zwei bis drei »Mandeln«, deren harte Schale geknackt werden muss, um an die ölhaltigen Kerne zu gelangen. Nachdem sie leicht geröstet wurden, folgt eine schonende mechanische Pressung. Natives Arganöl ist gelb bis orange, schmeckt kräftig nussig. Da es viel hitzebeständige Ölsäure enthält, eignet sich Arganöl auch für die warme Küche. Mit Arganöl lassen sich nicht nur Fisch, Fleisch und Salate verfeinern, sondern auch Desserts.

Der zweite wichtige Baustein des Arganöls ist die Linolsäure, eine Omega-6-Fettsäure. Sie ist lebensnotwendig und wie die Ölsäure bekannt dafür, dass sie den Cholesterinspiegel günstig beeinflussen kann. Wie alle hochwertigen Öle enthält Arganöl zudem eine Fülle wertvoller Fettbegleitstoffe. Dazu gehören verschiedene Vitamin-E-Varianten sowie diverse Säuren und Polyphenole. Diese Stoffe wirken unter anderem entzündungshemmend, blutdrucksenkend und antioxidativ, das heißt, sie schützen Zellen und Gewebe vor aggressiven Einflüssen (z. B. Sauerstoffradikale). Dies kommt bei äußerlicher Anwendung auch der Haut zugute.

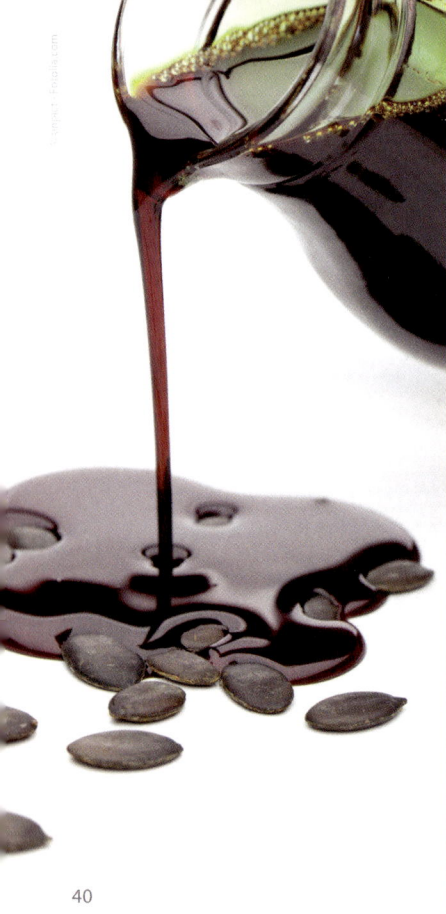

Kürbiskernöl

Um einen Liter kalt gepresstes Kürbisöl zu gewinnen, sind drei Kilo Kerne oder etwa 35 Ölkürbisse nötig. Diese Kürbissorte ist die einzige, bei der die Samen ohne harte Schale reifen und nur getrocknet werden müssen, bevor sie gepresst werden können.

Ursprünglich stammt der Kürbis aus Mittelamerika, von wo aus er vermutlich schwimmend über den Ozean nach Afrika gelangte. Nach Europa brachten ihn vor etwa 400 Jahren die Spanier. Die europäischen Hauptanbaugebiete liegen heute vor allem in der österreichischen Steiermark und in Ungarn.

Aus der Kaltpressung der getrockneten Samen gewinnt man ein hellgrünes Öl mit relativ mildem Geschmack und hohen Vitamin- und

Begleitstoffgehalten. Bekannter ist das steirische Kürbiskernöl, das aus gerösteten, gemahlenen und mit Salz vermischten Kürbiskernen gepresst wird. Seine Farbe ist dunkelgrün, sein Geschmack intensiv, nussig und hoch aromatisch. Daher eignet sich geröstetes Kürbiskernöl in erster Linie zum Würzen und Abschmecken von warmen Speisen, Saucen, Suppen, Fleischgerichten und Salaten.

Was die Zusammensetzung angeht, so fallen beim Kürbiskernöl vor allem Ölsäure und Linolsäure ins Gewicht. Kürbiskernöl ist ein Omega-6-Öl, Omega-3-Fette finden sich nur in Spuren. Daher sollte es durch Omega-3-reichere Öle ergänzt werden. Die Naturheilkunde nutzt vor allem die Begleitstoffe aus den Kernen. Sie gelten als prostataschützend und hilfreich bei Blasenentzündungen.

Neben Carotinen ist Kürbiskernöl reich an verschiedenen Vertretern der Vitamin-E-Familie (Tocopherole), die durch ihre antioxidative Wirkung Körperzellen vor aggressiven Substanzen schützen. Vom hohen Vitamin-E-Gehalt profitiert auch das Öl selbst: Vor allem das gamma-Tocopherol stabilisiert die vielen ungesättigten Fettsäuren und macht das Kürbiskernöl relativ gut haltbar. In dunklen Flaschen an einem kühlen Ort hält es etwa ein Jahr.

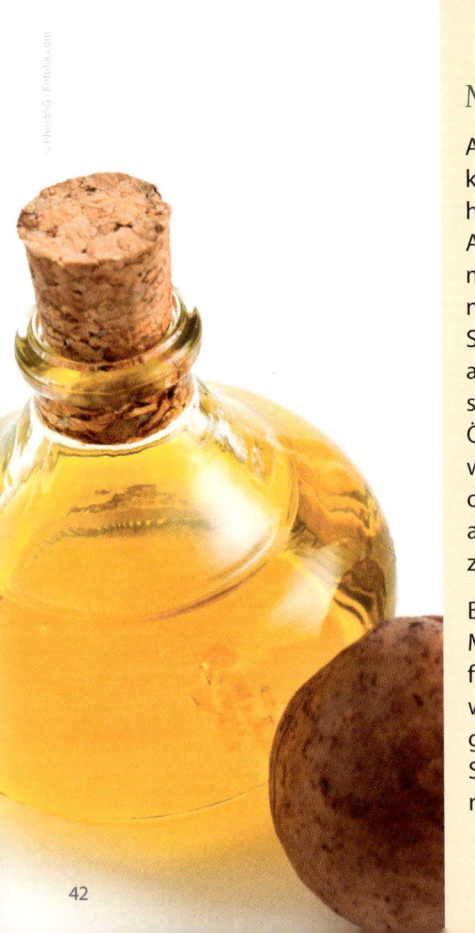

Macadamianussöl

An ihr scheitern gewöhnliche Nuss-knacker: die Macadamia gilt als die härteste aller Nüsse. Die nach dem Australier John McAdam (MacAdamia) benannte Frucht ist zwar botanisch gar keine Nuss, sondern eine Steinfrucht. Dennoch wird sie auch als Königin der Nüsse bezeichnet, weil sie mit etwa 75 Prozent den höchsten Ölgehalt unter allen Nussarten aufweist. Das macht sie zu einer außerordentlich nahrhaften Speise, die die australischen Ureinwohner zu schätzen wussten.

Bevor sie geknackt werden, müssen Macadamias getrocknet werden. Es folgt meist eine Röstung, manchmal werden sie zusätzlich gesalzen und gelangen dann luftdicht verpackt als Snacks in den Handel. Bio-Macadamias stammen entweder aus Wildsammlungen oder aus Plantagen. Das aus ihnen gepresste native Öl ist hell und gelblich, es schmeckt mild-nussig. Kennzeichnend ist der geringe Gehalt an gesättigten sowie mehrfach ungesättigten Fettsäuren. Dafür ist Macadamianussöl reich an einfach ungesättigten Fettsäuren: Mit gut 50 Prozent Ölsäure und gut 20 Prozent Palmitoleinsäure ist es in dieser Hinsicht Spitzenreiter unter den bekannten Speiseölen. Die einfach ungesättigten Fettsäuren machen es gut haltbar und hitzestabil, sodass man mit Macadamianussöl auch braten und dünsten kann. Aufgrund seines milden Geschmacks passt es bestens zu Desserts, Eis, Kuchen und anderen Süßspeisen, aber auch zu Salaten.

Macadamianussöl weist den höchsten Gehalt an Palmitoleinsäure unter allen Pflanzenölen auf. Diese einfach ungesättigte Omega-9-Fettsäure kommt in nennenswerter Menge sonst nur in tierischen Fetten vor. Sie ist auch Bestandteil des natürlichen Schutzfilms, den die menschliche Haut bildet. Daher verteilt sich Macadamianussöl sehr gut und zieht leicht in die Haut ein, was es zu einem ausgezeichneten Massageöl macht. Es hilft, den natürlichen Hautschutzfilm zu erhalten, wirkt regenerierend und straffend. Zudem bietet es einen leichten Lichtschutzfaktor von 3 bis 4 und schützt die Haut so vor Sonnenbrand.

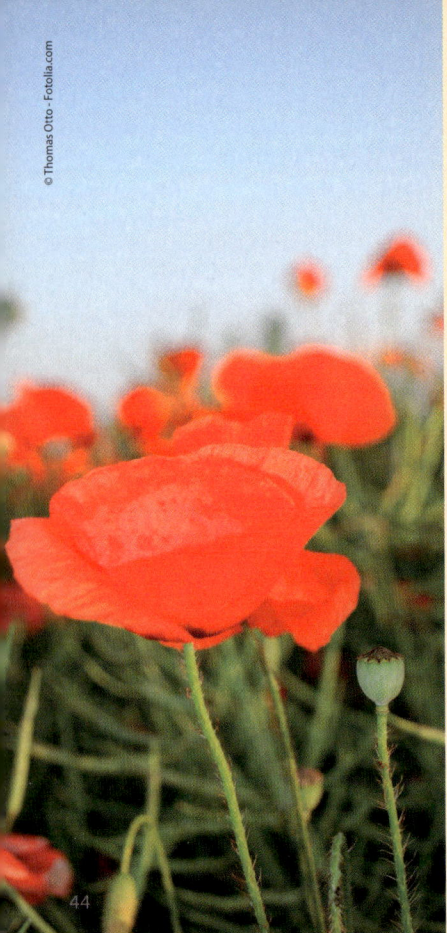

Mohnöl

Wie der Hanf ist auch der Mohn eine alte und potenziell drogenhaltige Kulturpflanze. Aus dem Milchsaft der unreifen Mohnkapsel können Rauschmittel wie Heroin, Morphium und Opium hergestellt werden. Blau- und Graumohn zu Speisezwecken werden in der Türkei, in China, Indien, im Iran und in den Staaten der ehemaligen Sowjetunion angebaut. In Deutschland war der Anbau aufgrund der Drogenproblematik lange Zeit verboten. Inzwischen gibt es jedoch »drogenfreie« Sorten, sodass ein Missbrauch ausgeschlossen ist. Dennoch ist der Anbau genehmigungspflichtig und wird streng kontrolliert.

Die Türkei bietet auch Mohn aus ökologischem Anbau an. Einer alten Tradition folgend, wird versuchsweise auch im Weserbergland wieder Mohn ökologisch angebaut, sodass diese Ölsaat vielleicht auch wieder aus regionalem Anbau zu beziehen sein kann.

Natives Mohnöl ist ein seltenes Speiseöl, gewonnen aus erntefrischem Blau- oder Graumohn. Werden die Mohnsamen zuvor mild geröstet, lässt sich der typische mild-nussige Geschmack noch etwas betonen. Da es sich um ein Öl mit lieblichem Geschmack handelt, ist es ideal für Obstsalate und feine Rohkostgerichte. Genauso gut schmeckt es zu Müsli, in Desserts, Salaten und zum Aromatisieren von warmen Gemüsegerichten.

Aufgrund seines hohen Anteils an mehrfach ungesättigten Fettsäuren ist natives Mohnöl recht empfindlich. Es darf daher nicht hoch erhitzt werden. Damit es nicht ranzig wird, sollte es kühl und dunkel aufbewahrt werden. In verschlossenen Behältnissen hält es sich so bis zu neun Monaten.

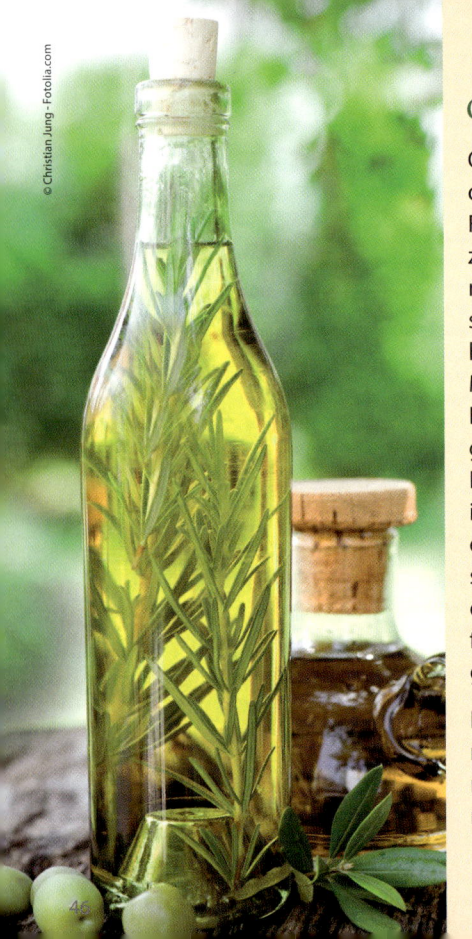

Olivenöl

Olivenöl ist eines der wenigen Öle, das nicht aus Samen, sondern aus Fruchtfleisch gepresst wird. Es kennzeichnet die sogenannte Mittelmeerkost, die mittlerweile schon sprichwörtlich für eine gute Gesundheit und ein langes Leben steht. Meist wird der cholesterinsenkende Effekt der Ölsäure als Ursache dafür genannt. Doch das greift zu kurz. Ein kalt gepresstes, natives Olivenöl ist viel mehr als Ölsäure! Es enthält eine Vielzahl verschiedener Begleitstoffe, die nicht nur das Öl vor Verderb schützen, sondern maßgeblich für seine gesundheitlichen Wirkungen sind.

Da wären einmal verschiedene organische Säuren, die entzündungshemmend wirken. Verschiedene Flavonoide des Öls tragen zum Schutz der

Gefäße bei, und seine Lignane werden als Krebsschutzstoffe diskutiert. Die leichte Bitternote des Olivenöls stammt von den sogenannten Iridoiden. Sie wirken antioxidativ, entzündungshemmend, antimikrobiell, blutdrucksenkend und gefäßerweiternd. So tragen auch sie zum Schutz von Herz und Gefäßen, vor Bluthochdruck und Diabetes bei.

Die besten Qualitäten sind als »Natives Olivenöl extra«, »Olivenöl extra vergine« oder Natives Olivenöl »aus erster Kaltpressung« im Handel. Je nach Herkunft reicht die geschmackliche Vielfalt der grün-gelben Öle von fruchtig-mild bis herb und scharf. So ist für jeden Geschmack etwas dabei.

Da im Olivenöl die einfach ungesättigte Ölsäure dominiert und nur wenige mehrfach ungesättigte Fettsäuren vorkommen, ist es lange haltbar und gut erhitzbar. Auch kalt gepresste native Olivenöle können daher zum Braten und in der kalten Küche verwendet werden. Je nach Sorte verleiht es Salaten, Vorspeisen und Gemüsegerichten sein typisches Aroma, das hervorragend mit mediterranen Kräutern wie Rosmarin, Fenchel oder Thymian harmoniert.

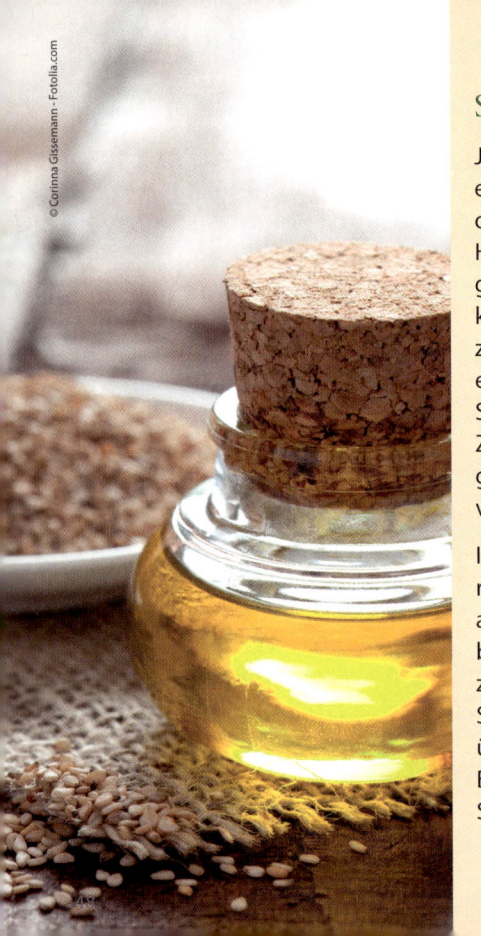

Sesamöl

Jede Region dieser Erde verfügt über ein typisches Öl, das seit Generationen für Küche, Kosmetik und als Hausmittel gegen allerlei Malaisen genutzt wird. In China und Indien kommt diese Aufgabe dem Sesamöl zu. Wer allmorgendlich seinen Mund einige Minuten lang mit nativem Sesamöl spült, soll beispielsweise Zahnbelag, Zahnfleischentzündungen und zahnschädliche Bakterien vermindern können.

Im Vergleich zu den meisten anderen nativen Pflanzenölen ist Sesamöl außerordentlich lager- und hitzestabil. Dies ist den Fettbegleitstoffen zu verdanken, die aus den winzigen Samen des Sesamkrauts ins native Öl übergehen. Die beiden wichtigsten Begleitstoffe heißen Sesamolin und Sesamin. Werden die Sesamkörner geröstet, entsteht aus Sesamolin das Sesamol. Es stabilisiert das Sesamöl so noch besser, sodass sich auch natives Sesamöl etwa ein Jahr hält. Aufgrund seiner guten Hitzebeständigkeit ist Sesamöl ideal für Wokgerichte.

Die ungerösteten Samen ergeben ein hell-gelbes, sehr mild nach Sesam schmeckendes Öl, das sich vielen Speisen anpasst und aufgrund seiner Hitzestabilität gut als Standardöl für die warme und heiße Küche verwendet werden kann. Das Öl aus der gerösteten Sesamsaat ist dunkelbraun und verfügt über einen intensiv-aromatischen Geschmack. Es sollte sparsam dosiert und besser nur zum Abschmecken und Verfeinern asiatischer Gerichte verwendet werden.

Die Fettbegleitstoffe des Sesamöls nehmen durch die Röstung keinen Schaden. Allerdings können sich die mehrfach ungesättigten Fettsäuren unerwünscht verändern. Aus diesem Grund bieten sich mild- oder teilgeröstete Sesamöle an. Sie verbinden den Vorteil der Röstung (mehr Geschmack und Sesamolbildung) mit denen des nativen ungerösteten Öls (unveränderte Fettsäuren, voller Vitamingehalt).

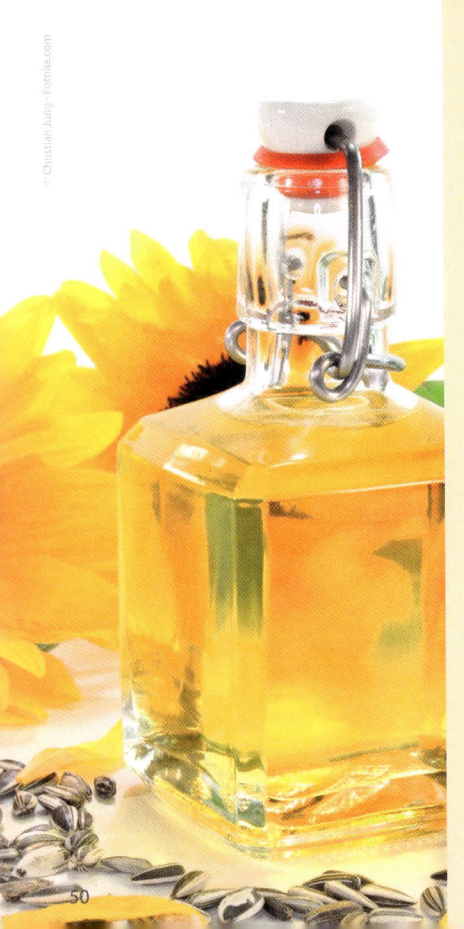

Sonnenblumenöl

Die Sonnenblume ist nicht nur schön anzusehen, ihre Samen sind auch ein beliebter Snack für Vögel und Menschen. Seit dem 16. Jahrhundert ist die Sonnenblume in Europa zur Ölgewinnung verbreitet, bis heute sind Sonnenblumenkerne weltweit die drittwichtigste Ölsaat. Allerdings gibt es eine Fülle an Sonnenblumensorten mit sehr unterschiedlicher Fettsäurenzusammensetzung. Die nativen Öle aus Sorten mit hohem Linolsäuregehalt sind hitze- und oxidationsempfindlich und dürfen nicht hoch erhitzt werden. Von aktueller Bedeutung sind Züchtungen mit einem hohen Anteil (> 80 Prozent) an Ölsäure, die das Öl hitzestabiler macht, sodass es sich auch gut zum Braten eignet.

Natives, kalt gepresstes Sonnenblumenöl wird aus kontrolliert biologisch angebauten und geschälten Sonnenblumenkernen gewonnen. Es enthält reichlich Carotinoide, Lezithin und Vitamin E. Natives Sonnenblumenöl ist mild-nussig im Geschmack, gut bekömmlich und zur Zubereitung von Salaten und warmen Speisen geeignet.

Sonnenblumenöle mit hohem Linolsäuregehalt werden seit vielen Jahren in der Diätetik eingesetzt, um erhöhte Cholesterinwerte zu senken. Da sie jedoch sehr wenig alpha-Linolensäure enthalten, und daher sehr »Omega-6-lastig« sind, sollten sie nicht das einzige Öl in der Küche sein. Eine gute Ergänzung bieten Omega-3-reiche Öle wie Lein-, Hanf- oder Walnussöl.

In der Naturheilkunde wird Sonnenblumenöl wie Sesamöl zum Ölkauen oder Ölziehen empfohlen. Dazu bewegt man einen Esslöffel Öl mehrere Minuten lang im Mund, spuckt es anschließend aus und putzt sich die Zähne.

Schwarzkümmelöl

Obwohl der Schwarzkümmel früher als »Brotwurz« bekannt war und in vielen Bauerngärten gedieh, wird er heute nur auf wenigen Höfen in Deutschland angebaut. Die besten Qualitäten stammen jedoch aus Ägypten und Syrien. Typisch für ägyptisches Schwarzkümmelöl ist seine tiefrote Farbe. Es ist ein naturbelassenes, empfindliches Öl, das nach dem Pressen lediglich filtriert wird. Es darf nicht erhitzt, bestenfalls erwärmt werden.

Schwarzkümmelöl unterscheidet sich in seiner Fettsäuren-Zusammensetzung nicht wesentlich von Sonnenblumenöl: Es dominiert die essenzielle, zweifach ungesättigte Linolsäure. Daneben enthält es auch etwas Alpha- und gamma-Linolensäure sowie die einfach ungesättigte Ölsäure.

Der Schwarzkümmel gehört zu den Hahnenfußgewächsen. Seine pfeffrigen Samen machen ihn zu einem beliebten Gewürz in der orientalischen und nordafrikanischen Küche. Da auch das Öl geschmacklich deutliche Akzente setzt, wird es meist mit anderen Ölen gemischt. Das Besondere am würzigen Schwarzkümmelöl sind seine Fettbegleitstoffe, die etwa 1,5 Prozent des Öls ausmachen. Vor allem der Anteil flüchtiger, ätherischer Öle wird für die gesundheitlichen Wirkungen verantwortlich gemacht. So erwies sich Schwarzkümmelöl in verschiedenen Testsystemen als entzündungshemmend, schmerzlindernd, bakterientötend, immunregulierend und blutdrucksenkend.

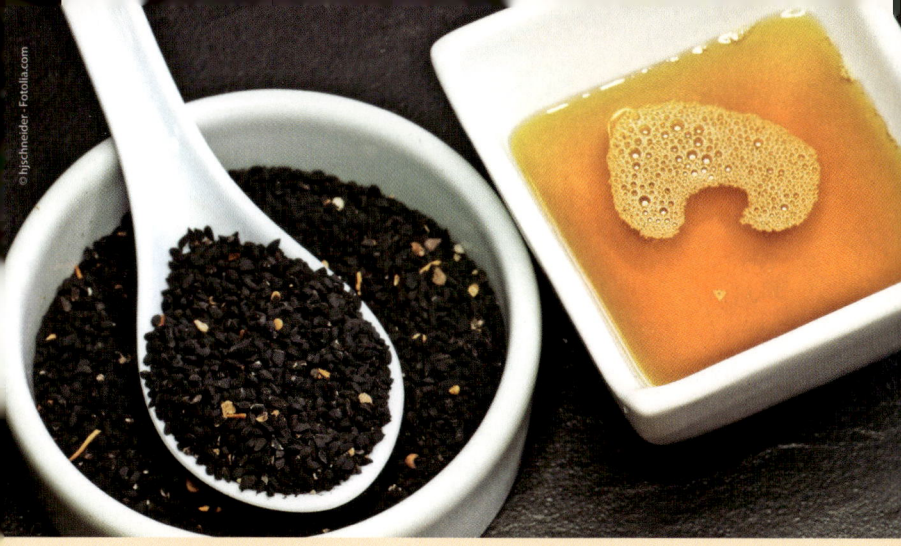

Neuere Labortests stützen die traditionellen Vorstellungen, Schwarzkümmelöl könne als begleitendes Mittel bei Diabetes, gegen Magen-Darm-Beschwerden, bei Hauterkrankungen, Asthma und entzündlich-rheumatischen Erkrankungen hilfreich sein. Äußerlich angewendet soll es bei Schuppenflechte und Neurodermitis nützen. Allerdings fehlt es bislang an klinischen Studien dazu. Wer den dominanten Geschmack mag, kann Schwarzkümmelöl zum Dünsten und für Salate verwenden. Größere Mengen sollten aufgrund des hohen Anteils an ätherischen Ölen, der die Leber belasten kann, maximal drei bis vier Monate lang eingenommen werden.

Rotes Palmöl

Rotes Palmöl wird durch Kochen aus dem Fleisch von Früchten der Ölpalme gewonnen. Im Gegensatz zum weißen Palmkernöl besitzt es eine rote Färbung, die durch natürliche Carotinoide hervorgerufen wird. Natives rotes Palmöl wird weder gebleicht noch desodoriert, raffiniert oder extrahiert.

Aufgrund seiner vielen gesättigten Fettsäuren ist rotes Palmöl sehr hitzebeständig und lange haltbar. Es ist eine der besten Quellen für Carotinoide, die vom Körper in Vitamin A umgewandelt werden. Damit rettet es vielen armen Menschen auf der Welt das Augenlicht, die ansonsten aufgrund des verbreiteten Vitamin-A-Mangels erblinden würden. Außer zum Sehen braucht der Körper Vitamin A für das Zellwachstum, für gesunde Schleimhäute und fürs Immunsystem.

Rotes Palmöl enthält alle acht bekannten Vitamin-E-Varianten: Dazu gehören je vier verschiedene Tocopherole und Tocotrienole. Diese Kombination macht das rote Palmöl ebenso einzigartig wie sein hoher Carotinoidgehalt. Die E-Vitamine sind sehr wichtige fettlösliche Antioxidantien, sie schützen vor allem die Zellwände, wobei die verschiedenen Varianten unterschiedliche Aufgaben haben. Man geht davon aus, dass sie im synergistischen Zusammenspiel ihrer natürlichen Mischung im roten Palmöl am besten wirken.

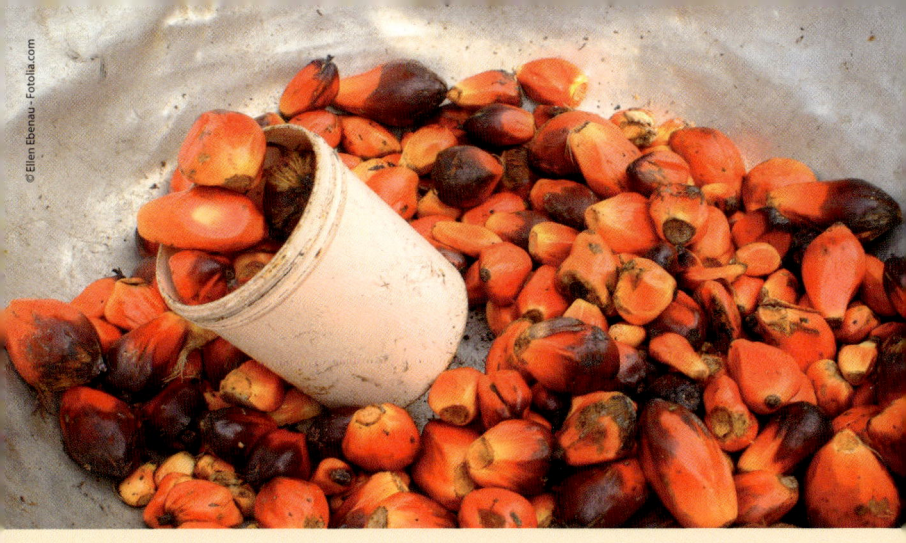

Um seine Inhaltsstoffe bestmöglich zu erhalten, sollte auch das an sich gut erhitzbare rote Palmöl nicht überhitzt werden. Es eignet sich zum Braten und zum Verfeinern sowie als Farbtupfer für Nudel- und Reisgerichte, Suppen und Saucen. Wem der Geschmack zu intensiv ist, kann es mit nativem Kokosöl mischen.

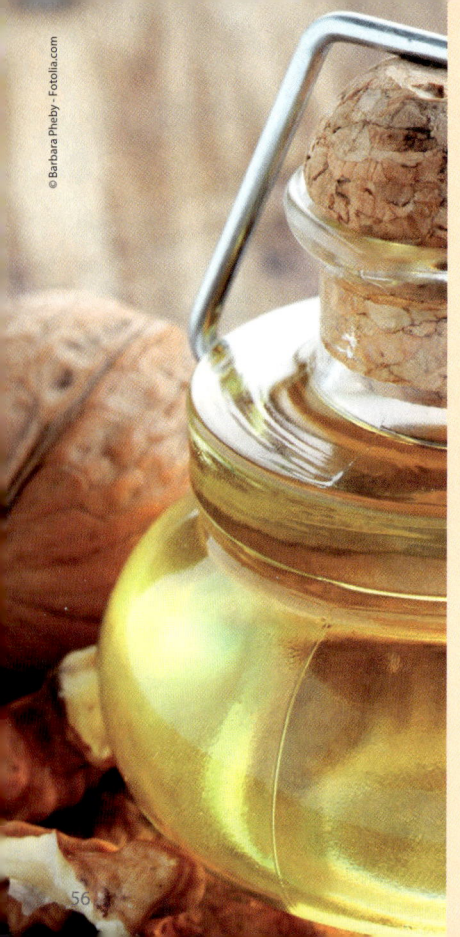

Walnussöl

Vom Fuße des Himalaya-Gebirges aus eroberte der Walnussbaum große Teile der alten und der neuen Welt. Hauptanbauländer sind heute Kalifornien, Südeuropa, die Türkei und der Iran. Geschätzt werden nicht nur die Nüsse des Walnussbaums, sondern auch sein hartes, schön gemasertes Holz.

Ernährungswissenschaftlich schrieb die Walnuss im Jahr 2004 Geschichte. Obwohl fettreiche Nüsse lange Zeit als schädlich für Herz und Gefäße angesehen wurden, erlaubte die amerikanische Gesundheitsbehörde für Walnüsse erstmals einen sogenannten Health Claim, eine gesundheitliche Aussage. Seither darf auf der Verpackung von Walnüssen stehen, dass ein regelmäßiger Nussverzehr im Rahmen einer vernünftigen

Gesamternährung das Risiko für Herzgefäßerkrankungen verringern kann. Hintergrund war eine Reihe von Studien, die entgegen aller Erwartungen gezeigt hatten, dass Menschen, die regelmäßig Walnüsse aßen, seltener an Herzgefäßerkrankungen litten und auch seltener daran starben.

Walnüsse enthalten eine Fülle an gesundheitlich interessanten Stoffen, wie etwa Magnesium, Ballaststoffe und hochwertiges Eiweiß. Zudem ist die Walnuss reich an phenolischen Verbindungen und an Vitamin E, die antioxidativ, entzündungshemmend und damit ebenfalls zell- und gefäßschützend wirken. Last but not least weist die Walnuss von allen Baumnüssen den höchsten Gehalt an mehrfach ungesättigten Fettsäuren auf. Sein rund zehnprozentiger Gehalt an alpha-Linolensäure macht es zu einer guten Quelle für pflanzliche Omega-3-Fettsäuren.

Natives Walnussöl sollte nicht erhitzt, es darf bestenfalls leicht erwärmt werden. Sein Geschmack ist exquisit. Sein unaufdringlich-nussiges Aroma verleiht nicht nur Feldsalat und Kartoffelsalaten eine besonderen Note. Es passt ebenso gut zu Gemüsen wie Spargel und Sellerie, zu Suppen, Fisch- und Wildgerichten, aber auch zu Desserts, Eiscreme und anderen Süßspeisen sowie zu Milchprodukten.

Quellen

Forouhi, NG et al.: Dietary fat intake and subsequent weight change in adults: results from the European Prospective Investigation into Cancer and Nutrition cohorts. American Journal of Clinical Nutrition 2009;90:1632-1641

Gonder, U, Worm, N: Mehr Fett! Warum wir mehr Fett brauchen, um gesund und schlank zu sein. systemed Verlag, Lünen 2010

Gonder, U: Fett! Unterhaltsames und Informatives über fette Lügen und mehrfach ungesättigte Versprechungen. Hirzel Verlag, Stuttgart 2009

Henderson, ST et al.: Study of the ketogenic agent AC-1202 in mild to moderate Alzheimer's disease: a randomized, double-blind, placebo-controlled, multicenter trial. Nutrition & Metabolism 2009;6:31

Hession, M et al.: Systematic review of randomized controlled trials of low-carbohydrate vs. low-fat/low-calorie diets in the management of obesity and its comorbidities. Obesity Reviews 2009;10:36-50

Krist, S et al. (Hrsg): Lexikon der pflanzlichen Fette und Öle. Springer Verlag, 2008

Seyfried, TN, Shelton, LM: Cancer as a metabolic disease. Nutrition & Metabolism 2010;7:7

von Braunschweig, Ruth: Pflanzenöle. Qualität, Anwendung und Wirkung. Stadelmann Verlag 2008

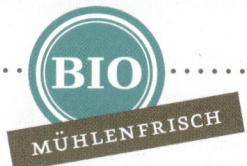

BIO

MÜHLENFRISCH

Wertvolles entdecken.

Die Ölmühle Solling ist eine kleine Manufaktur für große kulinarische Ansprüche. Ob **MOHN-** oder **LEINSAAT, ARGAN-** oder **KOKOSNUSS**: Wir verarbeiten **BIO-ÖLSAATEN** und **-NÜSSE** aus der Region und aller Welt zu über hundert wertvollen Ölspezialitäten. Alle Öle werden langsam und genüsslich in kleinen Spindel-pressen kaltgepresst, sorgfältig filtriert und von Hand abgefüllt – für Kunden, denen das Echte am Herzen liegt. Neugierig geworden?
Unsere Öle erhalten Sie in ausgewählten Bio-Läden oder direkt über uns.

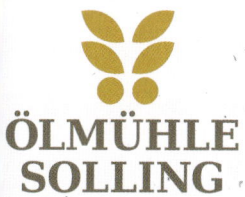

ÖLMÜHLE SOLLING

ÖLMÜHLE SOLLING GMBH
Höxtersche Straße 1
37691 Boffzen/Germany
T 49 [0] 5271.9 66 66-0
F 49 [0] 5271.9 66 66-66
info@oelmuehle-solling.de
oelmuehle-solling.de

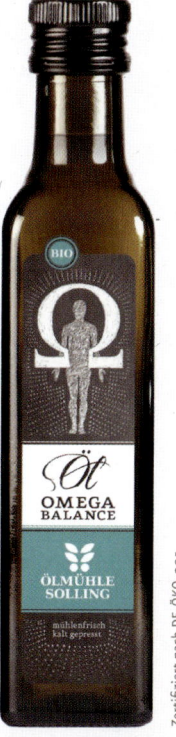

Zertifiziert nach DE-ÖKO-005

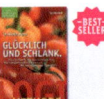
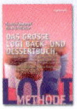
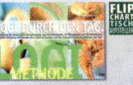
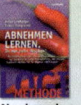
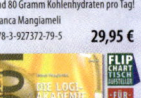

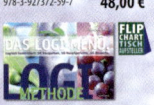

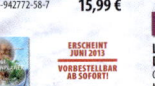
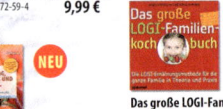

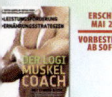

ERSCHEINT MAI 2013 VORBESTELLBAR AB SOFORT!

Der LOGI-Muskel-Coach.
Die ultimative Sporternährung für Muskelaufbau und Ausdauertraining.
Dr. Torsten Albers | Dr. Nicolai Worm | Meike Lemberger | Franca Mangiameli
978-3-942772-13-6 **19,99 €**

Bauch, Beine, Po – das LOGI-Workout für Frauen. (DVD)
Inklusive ausführlichem Booklet.
Matthias Maier | Dr. Nicolai Worm
978-3-927372-98-6 **14,95 €**

Mehr vom Sport!
Low-Carb und LOGI in der Sporternährung.
Unter Mitwirkung zahlreicher Spitzensportler: Boxweltmeister Felix Sturm, Schwimmprofi Mark Warnecke, Leichtathlet Danny Ecker und viele mehr.
Clifford Opoku-Afari | Dr. Nicolai Worm | Meike Lemberger
978-3-942772-41-2 **19,95 €**

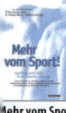

LOGI und Low Carb in der Sporternährung.
Glykämischer Index und glykämische Last – Einfluss auf Gesundheit und körperliche Leistungsfähigkeit.
Jan Prinzhausen
978-3-927372-30-6 **24,90 €**

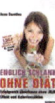

Endlich schlank ohne Diät
Erfolgreich abnehmen ohne JOJO-Effekt und Kalorienzählen – nach dem LOGI-Erfolgsprinzip von Dr. Nicolai Worm.
Anna Cavelius
978-3-942772-10-5 **9,99 €**

Die Schlafmangel-Fett-Falle.
Schlechter Schlaf macht dick und krank. Wie Sie trotzdem gesund und schlank bleiben.
Dr. Nicolai Worm
978-3-927372-94-8 **14,95 €**

Die Schlafmangel-Fett-Falle.
Schlechter Schlaf macht dick und krank. Wie Sie trotzdem gesund und schlank bleiben.
Dr. Nicolai Worm
978-3-927372-94-8 **14,95 €**

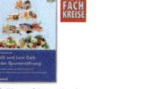

ERSCHEINT APRIL 2013 VORBESTELLBAR AB SOFORT!

Iss einfach gut.
Das Prinzip Nahrungskette – einfach und pragmatisch erklärt vom Koch der deutschen Fußballnationalmannschaft.
Holger Stromberg
978-3-942772-28-0 **18,99 €**

auch erhältlich in Luxusausführung
(mit Poster, mit Moleskine Gummi und Kalender als Poster)
978-3-942772-50-1 **24,99 €**

Syndrom X oder Ein Mammut auf den Teller!
Mit Steinzeitdiät aus der Wohlstandsfalle.
Dr. Nicolai Worm
978-3-927372-23-8 **19,90 €**

ERSCHEINT MAI 2013 VORBESTELLBAR AB SOFORT!

Menschenstopfleber.
Die verharmloste Volkskrankheit Fettleber.
Dr. Nicolai Worm
978-3-927372-78-8 **19,99 €**

ERSCHEINT MAI 2013 VORBESTELLBAR AB SOFORT!

Ethisch Essen mit Fleisch.
Eine Streitschrift über nachhaltige und ethische Ernährung mit Fleisch und die Missverständnisse und Risiken einer streng vegetarischen und veganen Lebensweise.
Lierre Keith | Ulrike Gonder
978-3-927372-87-0 **14,99 €**

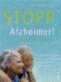 **NEU**

Stopp Alzheimer!
Wie Demenz vermieden und behandelt werden kann.
Dr. Bruce Fife
978-3-942772-26-6 **24,99 €**

 NEU

Stopp Alzheimer! Praxisbuch.
Wie Demenz vermieden und behandelt werden kann.
Dr. Bruce Fife
978-3-942772-27-3 **12,99 €**

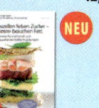 **NEU**

Krebszellen lieben Zucker – Patienten brauchen Fett.
Gezielt essen für mehr Kraft und Lebensqualität bei Krebserkrankungen.
Prof. Ulrike Kämmerer
Dr. Christina Schlatterer | Dr. Gerd Knoll
978-3-927372-90-0 **24,99 €**

ERSCHEINT JUNI 2013 VORBESTELLBAR AB SOFORT!

Ketoküche für Einsteiger: Rezepte und Kraftshakes.
Über 50 ketogene Rezepte zur Krebstherapie, Alzheimerprävention und Gewichtsreduktion.
Ulrike Gonder | Andra Knauer
978-3-942772-42-6 **12,99 €**

Das neue Ernährungsthema im systemed Verlag: Gezielt essen bei Krebserkrankungen mit ketogener Ernährung.

ERSCHEINT MÄRZ 2013 VORBESTELLBAR AB SOFORT!

Kokosöl (nicht nur) fürs Hirn!
Wie das Fett der Kokosnuss helfen kann, gesund zu bleiben und das Gehirn vor Alzheimer und anderen Schäden zu schützen
Ulrike Gonder
978-3-942772-38-9 **5,99 €**

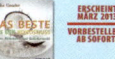

ERSCHEINT MÄRZ 2013 VORBESTELLBAR AB SOFORT!

Das Beste aus der Kokosnuss.
Natives Biokokosöl und Biokokosmehl.
Ulrike Gonder
978-3-942772-56-3 **4,99 €**

ERSCHEINT MÄRZ 2013 VORBESTELLBAR AB SOFORT!

Positives über Fette und Öle.
Warum gute Fette und Öle so wichtig für uns sind.
Ulrike Gonder
978-3-942772-57-0 **4,99 €**
Alle 3 Broschüren im Paket
978-3-942772-55-6 **12,00 €**

www.systemed.de

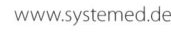

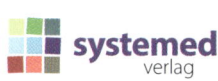
systemed verlag

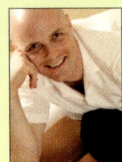

Trendthema Yoga im systemed Verlag: auch mit wenig Zeit zum perfekten Übungsergebnis. Mit Brahmadev Marcel Anders-Hoepgen.

Brahmadev Marcel Anders-Hoepgen praktiziert Yoga und Meditationstechniken schon seit früher Kindheit. Nach dem Studium der Musik konzertierte er viele Jahre als klassischer Gitarrist. Yoga und Meditation halfen ihm sehr bei dem Umgang mit Stress und Lampenfieber. Sein Verlangen, diese Lehre in ihrer Tiefe zu ergründen wurde so groß, dass er seinen Beruf als Musiker aufgab und der Einladung seines Gurus Shri Yogi Hari folgte, bei ihm zu leben und zu lernen.

Seitdem widmet er sein ganzes Leben dem Yoga. 2004 verlieh ihm Shri Yogi Hari den Titel »Sampoorna Yoga Meister«.

Brahmadev Marcel Anders-Hoepgen aus der Schule Shri Yogi Haris ist eine der einflussreichsten Persönlichkeiten im Sampoorna Hatha Yoga. Im systemed Verlag erscheint ein breites Spektrum seiner Lehrmaterialien in Buchform, auf DVD und auf CD.

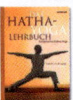

Das Hatha Yoga Lehrbuch.
Sampoorna Hatha Yoga, Perfektion in Bewegung. Die 150 schönsten Übungen.
Marcel Anders-Hoepgen
978-3-927372-53-5 **29,95 €**

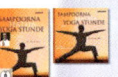

- **Sampoorna Hatha Yoga Stunde** (DVD)
978-3-927372-64-1 **17,95 €**
- **Sampoorna Hatha Yoga Stunde** (DVD)
978-3-927372-65-8 **14,95 €**

- **Sampoorna Hatha Yoga Stunde Stufe 2** (DVD)
978-3-927372-04-4 **17,95 €**

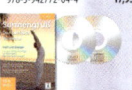

- **Sonnengruß, Teil 1** (DVD + CD)
Das perfekte Workout
978-3-927372-77-1 **16,95 €**

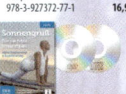

- **Sonnengruß, Teil 2** (DVD + CD)
Der perfekte Stressabbau
978-3-927372-97-9 **16,95 €**

Nada-Yoga-Musik-Reihe
- **Shanti** (CD)
978-3-942772-29-7 **12,99 €**
- **Gelassenheit** (CD)
978-3-942772-15-0 **12,99 €**
- **Eternal OM** (CD)
978-3-942772-16-7 **12,99 €**
- **Runterkommen** (CD)
978-3-942772-17-4 **12,99 €**

- **Besser schlafen.** (CD)
Entspannung für die Nacht.
978-3-942772-25-9 **12,99 €**
- **Gut schlafen.** (CD)
Entspannung für die Nacht.
978-3-927372-62-7 **9,95 €**
- **Kraft tanken.** (CD)
Entspannung für den Tag.
978-3-927372-61-0 **9,95 €**

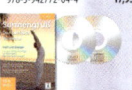
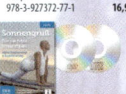

- **Augenentspannung** (CD)
978-3-927372-71-9 **8,95 €**
- **Gleichgewicht** (CD)
978-3-927372-72-6 **8,95 €**
- **Nackenentspannung** (CD)
978-3-927372-70-2 **8,95 €**
- **Oberen Rücken stärken** (CD)
978-3-927372-73-3 **8,95 €**
- **Unteren Rücken stärken** (CD)
978-3-927372-74-0 **8,95 €**
- **Bauchmuskulatur stärken** (CD)
978-3-927372-75-7 **8,95 €**

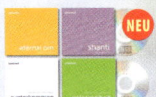

Yoga: Jeden Tag neu!
Über 100.000 mögliche Kombinationen für Übungseinheiten à 5 bis 10 Minuten.
Marcel Anders-Hoepgen
978-3-927372-69-6 **28,00 €**

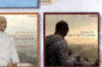

Hebammen Yoga
Übungen zur Geburtsvorbereitung und Rückbildung. Inkl. Mantra-Audio-CD.
Marcel Anders-Hoepgen
978-3-942772-99-3 **19,99 €**

- **Hebammen Yoga** (Doppel-DVD)
Übungen zur Geburtsvorbereitung und Rückbildung.
978-3-942772-03-7 **16,95 €**

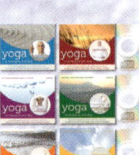

Anti-Stress-Yoga.
Mit Yoga und Ernährung zurück in die Life-Work-Balance.
Petra Orzech
978-3-942772-46-4 **19,99 €**

Der Glücksvertrag
Das 21-Tage-Programm. Ein glückliches Leben in Balance dank einer Formel aus Psychologie und fernöstlicher Heilkunst. *Inklusive DVD.*
Ashish Mehta | Gela Brüggemann
978-3-942772-14-3 **19,99 €**

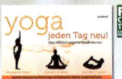

ERSCHEINT APRIL 2013 · VORBESTELLBAR AB SOFORT!

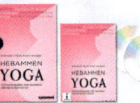

Mut zur Trennung.
Plädoyer für eine mutige und produktive Entscheidung – Kinder brauchen Aufrichtigkeit.
Jutta Martha Beiner
978-3-942772-47-1 **15,99 €**

Schlank durch Achtsamkeit.
Durch inneres Gleichgewicht zum Idealgewicht.
Ronald Pierre Schweppe
978-3-942772-00-6 **14,95 €**

Achtsam abnehmen – 33 Methoden für jeden Tag.
Ronald Pierre Schweppe
978-3-942772-30-3 **12,99 €**

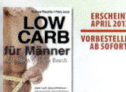

**Low-Carb für Männer.
Ein Mann – (k)ein Bauch.**
jetzt noch übersichtlicher – mit komplett
überarbeiteter Kohlenhydrattabelle
zum Nachschlagen.
Barbara Plaschka | Petra Linné
978-3-942772-52-5 **15,99 €**

**66 Ernährungsfallen
... und wie sie mit Low-Carb
zu vermeiden sind.**
- in typischen Alltagssituationen
- für Büro und Freizeit
- mit Einkaufsführer im Supermarkt
- mit ausführlichem Restaurant-Guide
Barbara Plaschka | Petra Linné
978-3-927372-55-9 **15,95 €**

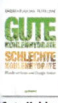

**Gute Kohlenhydrate –
schlechte Kohlenhydrate**
Pfunde verlieren und Energie tanken
Barbara Plaschka | Petra Linné
978-3-927372-81-8 **12,95 €**

Stopp Diabetes!
Raus aus der Insulinfalle dank
der LOGI-Methode.
Katja Richert | Ulrike Gonder
978-3-927372-56-6 **16,95 €**

 NEU

**Stopp Diabetes!
Praxisbuch.**
Ernährungs- und Bewegungspläne.
LOGI-Methode.
Ein besseres Leben mit Diabetes.
Katja Richert
978-3-942772-08-2 **16,99 €**

Mehr Fett!
Warum wir mehr Fett brauchen, um
gesund und schlank zu sein.
Ulrike Gonder | Dr. Nicolai Worm
978-3-927372-54-2 **19,95 €**

Fit mit 100
Jung bleiben, länger leben
- Ein Leben lang schlank & glücklich
- Programme für Körper und Seele
- 100 wertvolle Ernährungstipps
Klaus Oberbeil
978-3-927372-93-1 **14,99 €**

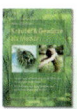 **NEU**

Kräuter & Gewürze als Medizin
- Gesund und schlank mit Vitalkräften aus
der Apotheke der Natur.
Klaus Oberbeil
978-3-927372-98-6 **19,95 €**

 NEU

**Ich habe so lange
auf Dich gewartet!**
Der lange Weg durch die Kinderwunsch-
therapie. Ein Tagebuch – ärztlich
kommentiert und ergänzt – über
Hoffnungen, Misserfolge, Wegbegleiter
und das Wunschkind.
Prof. Dr. Michael Ludwig | Maileen L.
978-3-942772-11-2 **15,99 €**

Yes, I can!
Erfolgreich schlank in 365 Schritten.
Dr. Ilona Bürgel
978-3-927372-51-1 **15,00 €**

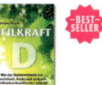

Heilkraft D.
Wie das Sonnenvitamin vor Herzinfarkt, Krebs und anderen Zivilisations-
krankheiten schützt.
Dr. Nicolai Worm
978-3-927372-47-4 **15,95 €**

Allergien vorbeugen.
Schwangerschaft und Säuglingsalter
sind entscheidend!
Dr. Imke Reese | Christiane Schäfer
978-3-927372-50-4 **14,95 €**

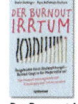

Natürlich verhüten ohne Pille.
Welche Methode ist die beste?
Alle sicheren Alternativen. Was tun bei
Kinderwunsch? Wie man die natürlichen
Techniken rasch und sicher erlernt.
Anita Heßmann-Kosaris
978-3-927372-63-4 **14,95 €**

Köstlich kochen mit Tee.
Einfache und innovative Rezepte.
Tanja und Harry Bischof
978-3-927372-67-2 **18,95 €**

**Andullation
Quelle der Gesundheit**
Einfache Wege gesund zu werden
und zu bleiben
Birgit Frohn | Prof. Dr. Roland Stutz
978-3-942772-20-4 **18,99 €**

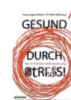

Der Burnout-Irrtum
Ausgebrannt durch Vitalstoffmangel –
Burnout fängt in der Körperzelle an!
Das Präventionsprogramm mit
Praxistipps und Fallbeispielen.
Uschi Eichinger | Kyra Hoffmann-Nachum
978-3-942772-06-8 **19,99 €**

Gesund durch Stress!
Wer reizvoll lebt, bleibt länger jung!
Hans-Jürgen Richter | Dr. Peter Heilmeyer
978-3-927372-42-9 **15,95 €**

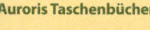

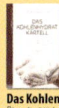
systemed Verlag
Kastanienstraße 10
D-44534 Lünen
Telefon: 02306 63934
Fax: 02306 61460
faltin@systemed.de

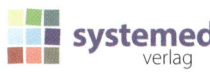

Impressum. ©2013 systemed Verlag, Lünen. Alle Rechte vorbehalten. Nachdruck, auch auszugsweise, sowie Verbreitung durch Film, Funk und Fernsehen, durch fotomechanische Wiedergabe, Tonträger und Datenverarbeitungssysteme jeglicher Art nur mit schriftlicher Genehmigung des Verlages.

Redaktion:	systemed Verlag, Lünen
Text:	Ulrike Gonder, Hünstetten
Umschlaggestaltung:	Hauptmann & Kompanie, Zürich
Buchsatz:	A flock of sheep, Lübeck
Fotografie:	Studio L'Eveque, München
Druck:	Himmer AG, Augsburg
ISBN:	978-3-942772-57-0

1. Auflage

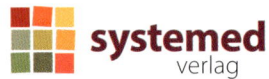

systemed
verlag